Zu diesem Buch

Berufliche Qualifikation läßt sich zuverlässig nur mit differenzierten Leistungstests ermitteln. Doch unterbleibt eine genaue Begabungsdiagnose oft aus Mangel an Information oder Scheu vor den Kosten. So wählen viele den falschen Beruf oder verkaufen sich unter ihrem Wert.

Mit diesem Buch kann sich jeder Klarheit über seine Talente und Fähigkeiten verschaffen. Die zehn Testreihen beruhen auf erprobten deutschen, amerikanischen und englischen Verfahren der psychologischen Diagnostik. Getestet werden die Begabungsfaktoren, Sprachtalent, Verhandlungsgeschick, Kontaktfreudigkeit, Logisches Denkvermögen, Kreativität, Konzentrationsfähigkeit, Technisches Verständnis, Rechentalent, Praktische Intelligenz und Geschmack. In eine Diagnosekarte eingetragen, zeichnen die Testergebnisse ein individuelles Begabungsprofil, das mit elf verschiedenen Berufsgruppen- und Positionsprofilen verglichen werden kann. Spezifische Stärken und Schwächen, die hier ablesbar sind, können als Fingerzeig für eine bestimmte Berufswahl oder als Lernimpuls für die Entfaltung bestimmter Begabungsfaktoren genutzt werden.

Peter Lauster ist 1940 in Stuttgart geboren, er hat Philosophie, Anthropologie, Kunstgeschichte und Psychologie in Tübingen studiert. Nach dem Diplomexamen arbeitete er zwei Jahre als Redakteur für psychodiagnostische und sozial-psychologische Themen. 1971 machte er sich in Köln selbständig und gründete die «Praxis für psychologische Diagnostik und Beratung». In den vergangenen fünfzehn Jahren erforschte er die seelischen Hintergründe psychischer Gesundheit und Störungen. Peter Lauster ist einer der meistgelesenen Psychologen in der Bundesrepublik, vor allem seine Bücher «Die Liebe», «Lebenskunst» und «Wege zur Gelassenheit» wurden zu Bestsellern. Auch im Ausland wird er mehr und mehr gefragt. Seine Sachbücher wurden bisher in 17 Sprachen übersetzt.

Bei Rowohlt lieferbar: «Berufstest» (rororo sachbuch 6844), «Lassen Sie der Seele Flügel wachsen» (rororo sachbuch 7361), «Die Liebe» (rororo sachbuch 7677), «Lebenskunst» (rororo sachbuch 7860) und «Wege zur Gelassenheit» (rororo sachbuch 7961).

Peter Lauster

BEGABUNGS-TESTS

Entdecken Sie Ihre Fähigkeiten und Talente

Mit Diagnosekarte

rororo

Rowohlt

120.–126. Tausend Februar 1988

Veröffentlicht im Rowohlt Taschenbuch Verlag GmbH,
Reinbek bei Hamburg, Februar 1974
Umschlaggestaltung Klaus Detjen

Gesamtherstellung Clausen & Bosse, Leck
Printed in Germany
780-ISBN 3 499 16844 8

Vorwort zur 14. Auflage

Die erste Auflage ist 1971 erschienen. Ich habe dieses Buch geschrieben, um den Lesern einen persönlichen Test zur Selbstauswertung in die Hand zu geben, denn Fähigkeitstests wurden nur vom Arbeitsamt, von Erziehungsberatungsstellen oder von Firmen zur Bewerberauswahl angewandt. Es ging mir darum, daß so jedermann die Möglichkeit erhält, einmal in Ruhe zu Hause die eigenen Stärken und Schwächen zu überprüfen.

Die Testpsychologie hat in den vergangenen 15 Jahren an Bedeutung gewonnen, da immer mehr Firmen dazu übergegangen sind, ihre Bewerber für Ausbildungsplätze umfangreichen Tests zu unterziehen. Für die Zulassung zum Medizinstudium wurde der Test obligatorisch. Kein Wunder, daß Leistungstests, die ursprünglich der individuellen Beratung dienen sollten, mittlerweile in schlechtem Ruf stehen und nicht mehr als ein Hilfsinstrument gesehen werden. Ratgeber wie «Der Testknacker» und «Testtraining für Ausbildungsplatzsuchende» sind deshalb sehr gefragt, denn jeder will ja möglichst gut abschneiden und den Test überlisten können.
Sehen Sie diesen «Begabungstest» nicht als Feind, sondern als eine Prüfmethode für Stärken und Schwächen zum gegenwärtigen Zeitpunkt. Ich betone bewußt, «zum gegenwärtigen Zeitpunkt», denn ich weiß, daß sich die Ergebnisse verändern können. Stärken sind nichts Festgelegtes, sondern etwas Fließendes, das sich weiterentwickelt. Wer z. B. in Test 1 «Sprachbegabung» schwach abschneidet, kann dennoch ein guter Schriftsteller werden, wenn er die innere Motivation zum Schreiben besitzt. Wer in Test 7 «Technisches Verständnis» sehr gut abschneidet, muß kein erfolgreicher Techniker werden, wenn sein Herz an der Musik hängen sollte. Dann ist es wirklich besser für ihn, wenn er seiner Liebe zur Musik folgt.
Davon unabhängig macht es Spaß, sich einmal selbst zu testen. In diesem Sinne wünsche ich meinen Lesern die Freude eines streßfreien, spielerischen Testens ohne Leistungsdruck.
Und noch eines möchte ich betonen: Nicht die Leistung entscheidet über ein glückliches Leben, denn sie ist nur ein kleiner Teil in einem großen Spektrum. Viel bedeutender für das Glück und die seelische Gesundheit ist die Offenheit für Neues in innerer Freiheit und geistiger Interessiertheit.

Köln, im März 1986

INHALT

Was ist Begabung? Ist Begabung Zufall? Ist sie abhängig vom sozialen Milieu? Mit welchen - guten oder schlechten - Methoden Begabungen entdeckt werden, darüber informiert die Einleitung. Objektiver als Schulzeugnisse sind Leistungstests, die den Vergleich mit der Durchschnittsbevölkerung oder einer bestimmten Bildungsgruppe zulassen. Keine Begabungsdiagnose aber repräsentiert ein unveränderliches Schicksal. Man kann täglich - durch Training - etwas begabter oder - durch Interesselosigkeit - unbegabter werden.

Seite 9 – 21

Sind Sie sprachbegabt?

In drei Teilen prüft dieser Test, ob Sie fehlende Wörter treffend ergänzen können, wie gut Sie Wortbeziehungen aufdekken und Gegensätze herausfinden.

TEST 1

Seite 23–32

Besitzen Sie Verhandlungsgeschick?

In vielen Berufen müssen Sie sich auf Konferenzen und bei Verhandlungen bewähren. Die Argumente Ihrer Gesprächspartner dienen meist nur dem Zweck, Sie zu überrumpeln. Wie diplomatisch Sie sich in schwierigen Gesprächssituationen verhalten, können Sie mit diesem Test erforschen.

TEST 2

Seite 33–42

Sind Sie kontaktfähig?

In den meisten leitenden Positionen ist Kontaktfähigkeit neben Verhandlungsgeschick und Sprachtalent die notwendige Voraussetzung für den Erfolg.

TEST 3

Seite 43–52

Können Sie logisch denken?

Bei diesem Test sollen Sie in optischen Figuren nach Gesetzmäßigkeiten suchen. Sie müssen dabei zwar Ihr Gehirn anstrengen – aber der Test macht trotzdem viel Spaß.

TEST 4

Seite 53–62

Sind Sie kreativ?

Die meisten haben keinen Mut zur Kreativität. Wer einfallsreich ist, hat jedoch Vorteile: Weil er mehr Lösungsmöglichkeiten zu einem Problem findet, steigt die Wahrscheinlichkeit, daß einige brauchbare Lösungen dabei sind.

TEST 5

Seite 63–76

Können Sie sich gut konzentrieren?

In wenigen Berufen kommt man ohne Ausdauer und Konzentration aus. Wer nicht diszipliniert eine Aufgabe zu Ende führen kann, schneidet in Test 6 schlecht ab.

TEST 6

Seite 77–84

Besitzen Sie technisches Verständnis?

Der Test stellt hohe Anforderungen an Ihren Technikerverstand. Die Aufgaben zeigen mechanische, technische oder physikalische Vorgänge.

TEST 7

Seite 85–92

Wie gut können Sie rechnen?

Dieser Test untersucht in drei Teilen die rechnerische Intelligenz, die Fähigkeit zum praktischen Rechnen und zum Kalkulieren. Das wird vor allem bei kaufmännischen und technischen Berufen verlangt.

TEST 8

Seite 93–108

Besitzen Sie praktische Intelligenz?

Bei diesem Test wird dreierlei gemessen: Intelligenz, Fähigkeit, Ideen schnell auszuprobieren, und Handgeschick. Test 9 macht viel Spaß, weil man die Aufgaben durch spielerisches Probieren lösen kann.

TEST 9

Seite 109–118

Haben Sie Geschmack?

In Test 10 können Sie überprüfen, ob Sie den Geschmack der Mehrheit treffen. Sie sollen grafische Kompositionen beurteilen und unter Designvariationen verschiedener Gebrauchsgegenstände diejenige Formgestaltung auswählen, die Ihnen am besten gefällt.

TEST 10

Seite 119–129

Zum Vergleich mit Ihrem individuellen Begabungsprofil zeigen elf Idealprofile anschaulich, welche Begabungsfaktoren für den Berufserfolg in verschiedenen Arbeitsgebieten und Positionen wichtig sind.

Seite 130–139

Zeichnen Sie Ihr eigenes Begabungsprofil

Sie bewerten Ihre Testergebnisse nach der Anleitung Seite 141–146 und tragen sie in die leere Diagnose-Karte auf Seite 147 ein. Das Profil zeigt dann Ihre individuellen Stärken und Schwächen bei den zehn Tests.

Sie können Ihre Diagnose-Karte mit Ihrem Lebenslauf zur Interpretation an Dipl.-Psych. Peter Lauster einsenden. Sie erhalten dann umgehend ein individuelles Gutachten.

Seite 140

Was ist Begabung?

Begabungen und Fähigkeiten sitzen im Gehirn. Millionen Nervenzellen speichern dort Worte, Bilder, Zahlen, Rechenregeln und Gesetzmäßigkeiten. Man weiß heute, daß sich die Struktur der Hirnzellen durch Lernen ständig verändert, das heißt, daß Begabungen und Talente langsam entstehen. Auch ein hochbegabter Musiker muß viel lernen, bevor er seine Hirnzellen so weit trainiert hat, daß er eine Symphonie komponieren kann.

Besitzen also begabte Menschen ein größeres Gehirn als Durchschnittspersonen? Normalerweise wiegt ein Gehirn 1350 bis 1400 g. Die Hirnforscher stellten fest, daß Turgenjeff 2012 g Hirngewicht hatte, Bismarck 1807 g, Kant 1600 g und Schiller 1580 g. Der Maler Raffael wurde jedoch auch mit 1161 g Hirngewicht ein großer Künstler. Ob das Gehirn der Begabten tatsächlich mehr wiegt, ist noch nicht eindeutig geklärt.

Die Psychologen streiten mittlerweile immer noch um die Frage, was Begabung überhaupt ist. Manche setzen Begabung einfach mit Intelligenz gleich. Andere glauben, daß es Personen gibt, die Spezialtalente besitzen, sonst aber geradezu unintelligent sind. Durch meine eigenen Erfahrungen konnte ich feststellen, daß bestimmte Talente und Intelligenzfaktoren identisch sind. Beispiel: Ein Rechentest mißt einerseits die rechnerische Intelligenz, andererseits auch die mathematische Begabung.

Viele Begabungen unterscheiden sich jedoch von der Intelligenz, wie sie von den Wissenschaftlern bisher definiert wurde, erheblich, zum Beispiel die Kreativität. Intelligenz und Kreativität sind nicht voneinander abhängig. Wer also in einem Kreativitätstest brilliert, hat unter Umständen trotzdem einen miserablen Intelligenz-Quotienten (IQ). Der umgekehrte Fall ist auch möglich: Es gibt viele hochintelligente Leute, die überhaupt nicht kreativ sind.
Begabungen oder Talente sind Fähigkeiten, die den Durchschnitt überragen.

Für dieses Testbuch wurden zehn elementare Bereiche der Begabung ausgesucht. Sie repräsentieren die wichtigsten und fundamentalen Fähigkeiten für verschiedene Berufs- und Studienrichtungen.
Die ersten drei Tests messen Begabungsfaktoren, die in Kontaktberufen eine große Rolle spielen (Verkäufer, Betriebsleiter, Manager, Lehrer). Die nächsten drei Tests strapazieren vor allem die allgemeine Leistungsfähigkeit des Gehirns (logisches Denken, Kreativität und Konzentration). Die letzten vier Tests prüfen Spezialbegabungen: technisches Verständnis, Rechnen, praktische Intelligenz und Geschmack.

So sind die Begabungen voneinander abhängig.

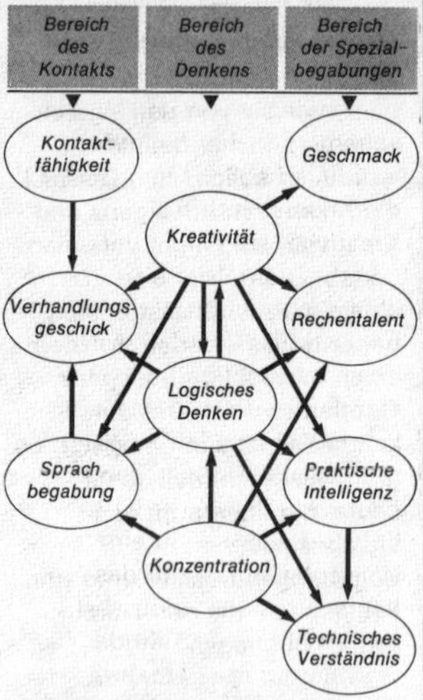

Die Pfeile in der Grafik zeigen, wie die Begabungsfaktoren voneinander abhängig sind. Die Richtung der Beeinflussung wird durch die Pfeilspitze gekennzeichnet. Das logische Denkvermögen beeinflußt zum Beispiel das Rechentalent, die praktische Intelligenz, das technische Verständnis, die Sprachbegabung und das Verhandlungsgeschick.

Der Geschmack und die Kontaktfähigkeit stehen dagegen ziemlich isoliert. Die Fähigkeiten des Denkens (Kreativität, logisches Denken und Konzentration) stehen im Mittelpunkt, denn sie steuern und beeinflussen einerseits den Kontaktbereich und andererseits die Spezialbegabungen.

Auf den folgenden Seiten werden einige interessante wissenschaftliche Ergebnisse zur Begabungsforschung geschildert. Sie werden unter anderem gewarnt, Schulzeugnisse ernst zu nehmen.

Begabung und Intelligenz sind kein Zufall

Wenn zwei Jungen im Alter von 14 Jahren genau gleich begabt sind – welcher hat die größeren Erfolgschancen im Beruf? Diese Frage beantworten die meisten mit der Vermutung, daß Zufall oder Beziehungen entscheiden. Das ist ein Irrtum. Ein Junge, der studieren darf, ist im Vorteil, denn seine Begabung kann sich besser entwickeln.

Das haben auch wissenschaftliche Untersuchungen des Psychologen Lorge gezeigt. Die Intelligenz und Begabung 14jähriger Schulabgänger sinkt sogar im Vergleich zu gleichbegabten Kindern, die weiterführende Schulen besuchen.

Bisher glaubte die Wissenschaft an erbbestimmte, endgültige Intelligenzgrenzen und nahm an, daß sich Begabungen nach unbeeinflußbaren Regeln und Gesetzen entfalten. Heute wissen wir, daß der Mensch unendlich viel Zeit für seine Ausreifung braucht und daß sich nur durch ständige Lernanregungen Begabungen voll entfalten können.

Kein Grund zum Vererbungspessimismus

Die Vererbungsforschung untersuchte vor allem eineiige Zwillinge, weil sie völlig erbgleich sind. Es wurde vermutet, daß dann auch Intelligenz und Begabung gleich sein müßten. Das klingt sehr plausibel.

Gründliche Untersuchungen zeigten jedoch, daß der Einfluß von Lernanregungen (zum Beispiel der Besuch einer höheren Schule) ein höheres Intelligenzniveau zur Folge hat.

Der amerikanische Psychologe H. H. Newman fand einen krassen Fall: Zwilling A. besuchte nur vier Jahre regulär die Schule, während Zwilling B. auf das College durfte. Newman machte mit beiden einen Intelligenztest und entdeckte, daß der College-Zwilling 24 Punkte besser war.

Diese Differenz entscheidet zwischen »fähig für ein Universitätsstudium« und »nicht fähig«. Das zeigt eindringlich, wie wichtig eine längere Ausbildung für die Entwicklung der geistigen Anlagen ist.

Trotz dieser Ergebnisse gibt es heute immer noch Vererbungs-Theoretiker, zum Beispiel Professor Dr. Arthur R. Jensen (Berkeley-University), die der Auffassung sind: Wer wenig Begabung oder Intelligenz geerbt hat, dem nützt auch keine anregende Umwelt und optimale Ausbildung – er bleibt mittelmäßig.

Doch die meisten Psychologen sind anderer Meinung. Sie glauben, daß, von wenigen Ausnahmen abgesehen, alle Kinder etwa das gleiche geistige Rüstzeug für den Lernprozeß mitbringen. Dieser Optimismus scheint berechtigt; viele wissenschaftliche Untersuchungen sprechen dafür.

Dr. Harald M. Skeels hat zum Beispiel für die »Society for Research in Child Development« 26 Kinder untersucht. Ihre Begabung wurde als »erziehbar, aber geistig unentwickelt« bezeichnet (ihr IQ lag bei 65). Sie wohnten in einem Waisenhaus, das nur das Nötigste zum Leben bot, aber nicht mehr. Als 13 Kinder in ein Internat mit Lernanregungen für geistig schwache Kinder überwechselten, steigerte sich deren Intelligenz erheblich. Sie brachten es später im Beruf sogar auf ein mittleres Jahreseinkommen von 5000 Dollar. Die 13 Kinder, die in dem Waisenhaus bleiben mußten, wurden dagegen soziale Versager.

Die Studentin aus der Steinzeit

Der amerikanische Ethnologe A. Vellard suchte und fand einen interessanten Beweis für die erstaunlichen Möglichkeiten der richtigen Begabungsförderung. Er adoptierte ein zweieinhalbjähriges Guayanki-Indianermädchen aus einem Stamm, der noch auf der Steinzeitstufe lebte. Durch seine behutsame Erziehungsweise brachte er das »Mädchen aus der Steinzeit« bis zum Universitätsstudium.

Die Entfaltung der Begabungsfaktoren ist für Vellard kein Zufall. Jeder kann klüger werden, wenn seine Anlagen gefördert werden. Wer das Pech hat, keinen Ethnologen als Vater zu haben, sollte selbst die Initiative ergreifen und seine Talente trainieren.

Der Einfluß des sozialen Milieus

Das Elternhaus beeinflußt die geistige Entwicklung. Das haben Düsseldorfer Schulpsychologen in statistischen Erhebungen festgestellt. Nach bereits zwei Volksschuljahren war an den Zensuren ersichtlich, ob ein Kind aus einem Milieu mit geringer oder hoher Bildungsstufe stammte. Kinder aus höheren Bildungsschichten haben einen deutlichen Vorsprung in ihren Leistungen. Vielleicht liegt das allerdings auch daran, daß Lehrer Kinder aus Oberschichten besser benoten.

Vor 100 bis 300 Jahren war die soziale Herkunft noch viel entscheidender. Das entdeckte Fritz Maas, der die »Allgemeine Deutsche Biographie« und das »Biographische Jahrbuch« auswertete, um die soziale Herkunft von 4421 berühmten Persönlichkeiten (die zwischen 1700 und 1910 lebten) zu untersuchen. Seine Statistik zeigt, daß 83,2 Prozent der Erfolgreichen der oberen Schicht angehörten und nur 16,8 Prozent der unteren Schicht.

Die Vorteile eines gehobenen Elternhauses (anregendes Milieu, finanzielle Vorteile) beeinflussen auch heute noch den Berufs- und Lebenserfolg. Wer mehr lernen darf, hat später bessere Startbedingungen.

Intelligenz bildet sich früh

Die Intelligenz entwickelt sich viel früher, als man bisher dachte. Der Psychologe B. S. Bloom stellte 1964 fest, daß Vierjährige bereits 50 Prozent und Achtjährige 80 Prozent ihrer späteren Intelligenz entwickelt haben. Die verbleibenden 20 Prozent reifen zwischen dem achten und 17. Lebensjahr. (Zu diesem Ergebnis kam Bloom allerdings mit den herkömmlichen Intelligenztests, die nur elementare Intelligenzleistungen prüfen.) Das Resultat zeigt jedoch, daß Kinder, deren Intelligenz bis zum achten Lebensjahr durch viele Anregungen von ihren Eltern gefördert wurde, im Vorteil sind. Danach kann man zwar noch vieles nachholen, aber es fällt schwerer. Die Grundlagen werden früh gelegt – der Samen geht erst später auf. Talente reifen nur bei Wunderkindern bereits in der Jugend aus.

Begabungen reifen langsam

Der deutsche Forscher H. B. Lehmann hat die Höchstleistungen von bekannten Personen aus verschiedenen beruflichen Gebieten statistisch verrechnet. Er kam zu dem Resultat, daß Begabungen erst zwischen dem 25. und 44. Lebensjahr voll ausreifen und zur Entfaltung gelangen.

Berufliches Gebiet	Alter
Medizin	35–39
Physik, Chemie	30–34
Lyrik	25–29
Romanliteratur	30–39
Romanliteratur (Bestseller)	40–44
Philosophie	35–39
Malerei	35–39

Begabungen reifen und entfalten sich in einem langen Prozeß, der nichts anderes als geduldiges, ausdauerndes und schließlich erfolgreiches Lernen ist.

1. Stufe: Interesse an bestimmten Sachgebieten und dadurch eine frühe und leichte Ansprechbarkeit auf entsprechende Lernanregungen.

2. Stufe: Das Lernen auf dem interessierenden Gebiet fällt leicht und macht Spaß.

3. Stufe: Freiwillige Opfer an Zeit und Energie werden zum weiteren Lernen aufgebracht. Es entsteht eine intime Vertrautheit mit dem Sachgebiet.

4. Stufe: Die produktive Unzufriedenheit gegenüber der eigenen Leistungsfähigkeit wächst. Man strebt nach schöpferischen Auseinandersetzungen mit speziellen Problemen aus dem Sachgebiet.

5. Stufe: Das Selbstvertrauen gegenüber den Kenntnissen wächst. Das Sachgebiet ist völlig vertraut geworden. Es entsteht das Gefühl der Überlegenheit über Erkenntnisse und Arbeitsweisen.

6. Stufe: Es wird eine schöpferische Produktivität entfaltet. Man strebt nach neuen selbstentdeckten Erkenntnissen.

Zeigen Schulzeugnisse die Begabung?

Die meisten glauben, daß gute und schlechte Noten Begabungsschwerpunkte widerspiegeln. Das ist jedoch ein gefährlicher Irrtum. Der Psychologe Dr. Karlheinz Ingenkamp (Leiter der Abteilung Pädagogische Psychologie am Pädagogischen Zentrum Berlin) zensierte die Zensuren. Er mußte feststellen, daß man ihnen nur eine geringe Bedeutung beimessen kann.

Der Beweis ist ein Experiment, bei dem der Abituraufsatz eines Primaners vervielfältigt und von 42 Studienräten unabhängig voneinander bewertet wurde. Das Ergebnis war erschreckend: Die Lehrerurteile streuten von »sehr gut« bis »ungenügend«, quer durch die ganze Notenskala. Ob jemand Journalist werden kann oder nicht, sollte man also an den Aufsatznoten besser nicht entscheiden.

Daß Aufsätze subjektiv zensiert werden, ist noch einigermaßen verständlich. Aber auch Rechenleistungen, die nur nach »richtig« und »falsch« ausgewertet werden müssen, werden von Klasse zu Klasse und von Schule zu Schule unterschiedlich zensiert. Dr. Ingenkamp ließ in 39 sechsten Klassen eines Berliner Bezirks genau die gleichen Rechenarbeiten schreiben, die von den einzelnen Lehrern wie üblich benotet wurden.

Die Notenverteilungen zeigten, daß sich die Lehrer nur an ihrer eigenen Klasse orientieren können. Deshalb differierten die Zensuren von Klasse zu Klasse gewaltig. Ein Schüler, der in der einen Klasse (bei Lehrer X) eine Zwei schrieb, hatte lediglich viel Glück. In einer anderen Klasse (bei Lehrer Y) hätte er – mit derselben Rechenleistung – nicht einmal eine Vier bekommen.

Aus diesem Grund sind standardisierte Rechentests, wie zum Beispiel Test 8, viel brauchbarer, weil sie objektiv ausgewertet werden können und die Leistungsnormen an einer Stichprobe statistisch ermittelt werden.

Es gibt noch einen zweiten Grund, warum man sich auf Schulnoten nicht verlassen kann: Lehrer zensieren beliebte Schüler besser als unbeliebte. Und ein dritter Grund ist wichtig: Schlechte Schüler werden strenger benotet. Das hat die Österreicherin Maria Zillig bereits 1928 nachgewiesen. Sie kontrollierte bei 18 Lehrern die Diktathefte ihrer zwei besten und ihrer zwei schlechtesten Schüler und stellte fest, daß bei den besten Schülern wesentlich mehr Fehler übersehen wurden als bei den schlechten.

Ein schlechter und unbeliebter Schüler ist in einem deprimierenden Teufelskreis gefangen, aus dem er (bei demselben Lehrer) kaum noch herauskommt.

Sitzenbleiber sind nicht dumm, sondern werden benachteiligt

Sitzenbleiber sollten nicht die Hoffnung auf eine erfolgreiche berufliche Karriere aufgeben. Prof. Hitpass (PH Köln) verfolgte den Aufnahmejahrgang 1956 ins Gymnasium bis Ende Quarta. Dann waren bereits insgesamt 58 Prozent durchgefallen. In 90 Prozent der Fälle waren Deutsch und die Fremdsprachen schuld. Prof. Udo Undeutsch (Universität Köln) stellte resigniert fest: »Wer also nicht in der Lage ist, Fremdsprachen ›more philologico‹ zu erlernen, dem bleibt auf unseren höheren Schulen der Erfolg versagt . . . Die ›philologische Intelligenz‹ wird auf Kosten anderer Begabungstypen bevorzugt.«

Es gibt jedoch sehr viele akademische Berufe (Architekt, Ingenieur, Biologe, Physiker, Chemiker, Mediziner), in denen gute Zensuren in Sprachen nicht erforderlich sind. Wer nicht sprachbegabt ist, wird also eindeutig im deutschen Schulsystem benachteiligt.

Zeugnisse verraten nichts über den späteren Berufserfolg

Erfolgreiche Personen kann man nicht an ihren Schulzeugnissen erkennen. Deshalb verlassen sich die meisten Personalchefs lieber auf das Urteil von Graphologen, wenn ein neuer Mann eingestellt werden soll.
Auch erfolgreiche Manager kann niemand an ihren Examensnoten erkennen. Personalchefs, die sich auf Diplomzeugnisse verlassen, sind verlassen.

Der Würzburger Unternehmensberater und Direktor der »inlingua«-Sprachschule, Dr. Günther Stückmann, wollte es genau wissen. Er testete 149 Studenten höherer Wirtschaftsfachschulen mit einem Bildertest, um etwas über ihre Leistungsmotivation zu erfahren, und ließ sich ihre Abschlußzeugnisse zeigen. Nach viereinhalb Jahren wollte er wissen, welchen Erfolg sie im Beruf hatten.

Er stellte fest: Die Gruppe mit überdurchschnittlichem Aufstieg bestand vor allem aus Personen, die ehrgeizig und erfolgsmotiviert waren. Nur drei davon hatten gute und sehr gute Examensnoten. Der Rest hatte befriedigende und ausreichende Zensuren. Das ist der Beweis dafür, daß man auch mit ausreichenden Noten erfolgreich sein kann. Eine Bedingung ist allerdings wichtig: Man muß einen starken Erfolgs- und Leistungswillen besitzen.

Was taugen psychologische Tests?

Wie kann man die Ausprägung seiner Fähigkeiten messen? Zeugnissen, Lehrerurteilen, Eltern, Chefs und Bekannten kann man nicht trauen. Es bleibt nur noch eine Möglichkeit: Psychologische Tests. Aber was taugen die umstrittenen Psycho-Instrumente, die heute jede Illustrierte neben Horoskopen und Sexualaufklärung anbietet? – Die meisten Zeitschriftentests sind Unsinn. Nicht alles, was unter dem Namen »Test« veröffentlicht wird, ist auch ein Test.

Gute Tests sind Meßinstrumente, mit denen man die Ausprägung einer Fähigkeit messen, das heißt vergleichen kann. Test 7 vergleicht beispielsweise Ihr technisches Verständnis mit dem technischen Verständnis der Durchschnittsbevölkerung. Auf diese Weise erfahren Sie, wie gut Sie im Vergleich zu anderen Personen technische und physikalische Vorgänge analysieren und verstehen können. Wegen dieser Vergleichsmöglichkeit sind standardisierte und normierte Tests brauchbarer als alle anderen Methoden.

Nie kann und will jedoch ein Test die ganze Individualität eines Menschen voll ausschöpfen. Testergebnisse dürfen deshalb nicht als absolute Maßstäbe verstanden werden, die Menschen unverrückbar in Gute und Schlechte einteilen.

Ein Test liefert nur eine zeitlich begrenzte Wahrscheinlichkeitsaussage. Wäre das nicht so, würden Lernimpulse sinnlos verpuffen und keiner könnte mehr klüger oder dümmer werden.

Wer seine Talente und Begabungen ohne Tests richtig einschätzen will, tappt im Dunkeln, weil ihm die objektiven Vergleichsmöglichkeiten fehlen. Deshalb wurde dieses Testbuch gemacht. Hier besteht die Möglichkeit, sich mit den Leistungen anderer Personen zu vergleichen.

In diesem Buch finden Sie keine Leistungstests, die von den staatlichen Berufsberatern der Arbeitsämter oder beim schulpsychologischen Dienst angewendet werden. Diese Tests sind urheberrechtlich geschützt und dürfen nicht nachgedruckt werden.

Wie wurden die Tests für dieses Buch ausgewählt?

Die zehn Tests in diesem Buch basieren auf erprobten deutschen, amerikanischen und englischen Verfahren der psychologischen Diagnostik. Jeder Test wurde nach den neuesten Erkenntnissen wissenschaftlich entwickelt und überprüft. Zuerst mußten insgesamt 331 Aufgaben einer umfangreichen Aufgabenanalyse unterworfen werden, um zu schwere oder zu leichte Aufgaben auszusortieren. Dann wurden die endgültigen Aufgaben gedruckt und an einer Stichprobe der Durchschnittsbevölkerung (zwischen 14 und 30 Jahren) getestet. Erst nachdem diese statistischen Ergebnisse vorlagen, konnten die Bewertungstabellen mit der Punktbewertung erstellt werden (siehe Seite 142–146).

Die zehn Tests messen nicht alle Variationsmöglichkeiten eines Begabungsfaktors. Die Kreativität ist beispielsweise überaus kompliziert. Neben der sprachlichen Kreativität gibt es auch rechnerischen, technischen und künstlerischen Einfallsreichtum. Und die Phantasie kann in bestimmten Sachgebieten, für die ein besonderes Interesse besteht, ausgeprägter sein als sonst.

Wenn Sie Ihre Kreativität in allen Details testen wollten, müßten Sie sich eine Woche täglich acht Stunden vor Testbogen setzen. Diese umfangreiche Testbatterie gibt es bisher noch nicht.

Ein Test ist eine Prüfsonde. Er nimmt aus einem definierten Begabungssektor eine Stichprobe Ihrer Leistungsfähigkeit unter die Lupe. Deshalb wurden vor allem grundlegende Aufgaben ausgewählt, damit mit möglichst großer Wahrscheinlichkeit allgemeine Rückschlüsse auf die Begabung aus dem Testergebnis gezogen werden können.

Die richtige Berufswahl ist entscheidend für die psychische Zufriedenheit und das Lebensglück. Man sollte sich deshalb intensiv beraten lassen und dafür weder Zeit noch Kosten scheuen.

Fast jeder dritte Lehrling im Handwerk wechselt nach seiner Gesellenprüfung den Beruf.

Die Begründung lautet meist: »Dieser Beruf liegt mir nicht!« Mehr als eine Million hat also in der Bundesrepublik zunächst einmal den Beruf verfehlt und kostbare Jahre verloren. Gründliche Eignungstests hätten diese Fehlkalkulation ersparen können.
Es wäre sehr töricht, Verkäufer zu werden, wenn man leicht Kontaktschwierigkeiten hat, oder Zahnarzt zu werden, wenn man eine zittrige Hand hat. Aber diese Fehlentscheidungen passieren täglich.
Es gibt sehr viele Unzufriedene, die mit 30 Jahren plötzlich feststellen, daß sie den richtigen beruflichen Weg nicht gefunden haben. Die meisten Menschen besitzen viele Begabungen und Anlagen. Daraus das Richtige herauszufinden, ist schwer.
Manche Menschen haben sogar geradezu eine Sehnsucht nach Posten, für die sie nicht geeignet sind.

Die staatlichen Berufsberater auf den Arbeitsämtern testen und beraten kostenlos. Der Andrang ist deshalb in den letzten zehn Jahren ständig gewachsen. Die Zahl der Eignungsuntersuchungen stieg seit 1962/63 von jährlich 80000 auf 112094 Testuntersuchungen 1968.

Der Arbeitsamt-Psychologe kann sich bei diesem Andrang dem Ratsuchenden leider nicht einen ganzen Tag persönlich widmen. Das wäre jedoch notwendig, um eine intensive Berufsberatung durchzuführen. In den letzten Jahren erstellen deshalb immer mehr freiberufliche Psychologen Begabungsgutachten. Die Kosten für eine Tageskonsultation sind hoch (zwischen 400,— und 800,— Mark). Wenn jedoch durch die Begabungsdiagnose ein falsches Studium verhindert werden kann, lohnt sich dieser Preis.

Begabungen sind leicht beeinflußbar

Für den Berufsberater ist die Diagnose der Fähigkeiten nur ein Entscheidungskriterium – allerdings ein wichtiges. Interesse und gefühlsmäßige Ausgeglichenheit (zum Beispiel keine Minderwertigkeitsgefühle und keine Labilität) sind zwei weitere wichtige Kriterien, weil davon die Leistungsfähigkeit sehr abhängig ist.

Begabungen werden von der Gesamtpersönlichkeit stark beeinträchtigt oder gefördert. Die folgende Grafik zeigt, von welchen positiven und negativen Persönlichkeitsfaktoren der elementare Bereich des Denkens (Kreativität, logisches Denkvermögen, Konzentration) beeinflußt wird.

Positive und negative Beeinflussung des Denkens

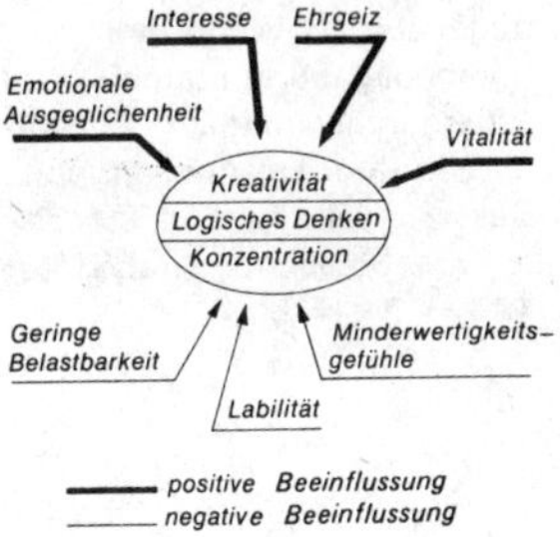

Was bedeuten die Testergebnisse?

Die Testauswertung können Sie sofort nach jedem Test vornehmen. Zuerst werden die Punkte gezählt, und dann erfahren Sie aufgrund Ihrer Punktsumme in der Bewertungstabelle (Seite 142–146) Ihr Testergebnis.

Sie können unter Ihrer Punktzahl (je nach Ihrer Altersgruppe) nachsehen, wie gut Ihre Sprachbegabung ist und wieviel Prozent der Vergleichspersonen genauso gut, besser oder schlechter sind als Sie.

Das bedeutet konkret:
Wenn Sie beispielsweise so viel Punkte erzielt haben (siehe Seite 142–146), daß Ihre Sprachbegabung »sehr gut« (Leistungsgruppe A) ist, sagt Ihnen die letzte Spalte, daß nur 3% genauso gut sind wie Sie. Die restlichen 97% schneiden schlechter ab. Wenn Ihre Sprachbegabung normal (überdurchschnittlich) ist, sind 33% in Ihrer Leistungsgruppe. Besser als Sie sind`14% + 3% = 17%. Schlechter sind 33% + 14% + 3% = 50%.

Die Prozentangaben sollen Ihnen als eine Vergleichsbasis für Ihren eigenen Standard dienen. Die Bewertung und prozentuale Verteilung unter der Bevölkerung kann auch mit einer Grafik dargestellt werden.

Die Verteilung der Begabung in Prozent

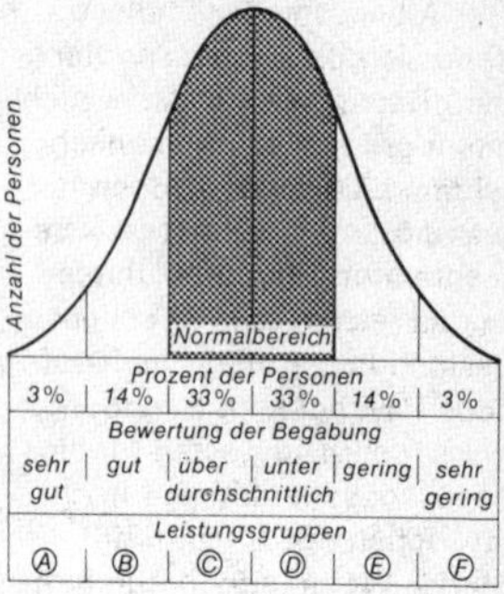

So machen Sie die Tests

1.
Beginnen Sie die Tests nur, wenn Sie dazu genügend Ruhe finden und sicher sind, daß Sie von niemand unterbrochen werden. Jede Störung kann das Testergebnis verfälschen.

2.
Für einige Tests müssen Sie eine genaue Zeit einhalten, sonst ist Ihr Testergebnis wertlos. Damit Sie die Testzeit beachten, steht bei jeder Zeitbegrenzung eine Uhr.

3.
Lesen Sie die jeweilige Testanweisung aufmerksam durch, damit Sie genau verstehen, worum es geht.

4.
Die Aufgaben besitzen verschiedene Schwierigkeitsgrade. Es kann also vorkommen, daß Sie manche Aufgaben nicht lösen können. Dann sollten Sie nicht verzweifeln, sondern zur nächsten Aufgabe übergehen.

5.
Sie können die zehn Tests in beliebiger Reihenfolge machen. Beginnen Sie mit den Tests, die Sie am meisten interessieren. Für Ihr Begabungsprofil brauchen Sie die Ergebnisse von allen zehn Tests. Erst dann gewinnen Sie einen Überblick über Ihre Stärken und Schwächen in den Begabungsfaktoren.

6.
Bedenken Sie bitte, nur wenn Sie die Testanweisung ehrlich befolgen, ist das Auswertungsergebnis zutreffend. Wenn Sie mogeln, bemogeln Sie sich selbst.

7.
Machen Sie auf keinen Fall alle zehn Tests auf einmal. Nach drei Tests ist die Ermüdung schon so stark, daß Sie nicht mehr Ihre volle Leistungsfähigkeit entfalten können.

8.
Testen Sie sich nicht, wenn Sie im Büro Ärger hatten oder durch viel Arbeit erschöpft sind. Ihr Testergebnis leidet darunter.

TEST 1

Sind Sie sprachbegabt?

Sprachbegabung ist bei Journalisten und Werbetextern eine Voraussetzung ihres Berufserfolgs. Aber auch in den meisten anderen qualifizierten Berufen ist die flüssige Beherrschung der Sprache eine wichtige Bedingung für den Aufstieg, denn häufig entscheidet auf Konferenzen und in Geschäftsbriefen ein treffend ausgewähltes Wort über den Erfolg.

Je höher man die Karriereleiter hinaufklettert, um so wichtiger wird überdurchschnittliches Sprachtalent. Manager zum Beispiel müssen ihren Arbeitstag zu 80 Prozent mit Telefonaten, Konferenzen und Diktaten ausfüllen. Personalchefs warnen aus Erfahrung: Wer kein ausreichendes Sprachtalent besitzt, wird leicht überfordert und scheitert.

Der folgende Sprach-Test besteht aus drei Teilen:

Teil 1 prüft, ob Sie fehlende Wörter treffend ergänzen können,

Teil 2 untersucht, wie gut Sie Wortbeziehungen aufdecken können,

Teil 3 testet Ihre Fähigkeit, Gegensätze zu finden.

Testanweisung (Teil 1)
Bei den folgenden acht Sätzen sollen Sie das fehlende Wort ergänzen. Drei Wörter werden jeweils zur Auswahl vorgeschlagen. Kreuzen Sie bitte das passendste an. Achten Sie darauf, daß Ihr ausgesuchtes Wort im Satzzusammenhang
– gut klingt,
– aber auch treffend ist.

SPRACHBEGABT?

In der Nacht rollte eine Verhaftungswelle über das Land, Armee-Offiziere .... alle Zeitungsredaktionen, Nachrichtenagenturen und Fernsehstationen.

1

a stürmten
b eroberten
c besetzten

Früher benützte man die Geburtshelferzange, wenn ein Kind nicht .... kommen wollte.

2

a gut
b richtig
c normal

Die harten Männer, die in dem .... Sand arbeiten, suchen nach Öl.

3

a glühendheißen
b feinkörnigen
c gelbweißen

Mehr als tausend Zukunftsforscher .... in Amerika, Frankreich, England, Japan und Osteuropa über die Welt im Jahre 2000.

4

a grübeln
b knobeln
c denken

Keine der Schallplatten, die auf dem Höhepunkt des .... Mitte der sechziger Jahre auf den Markt kamen, wurde weniger als eine Million mal verkauft.

5

a Beatle-Fiebers
b Beatle-Ruhms
c Beatle-Erfolgs

Diesmal .... das Verhalten der englischen Fußballelf Deutschlands Boulevardpresse.

6

a erschütterte
b ärgerte
c erregte

Ihn ärgert, daß Fidel Castro die Reklameschilder internationaler Markenfirmen .... ließ.

7

a beseitigen
b abreißen
c abmontieren

Alle Lastzüge sollen künftig farbenfroh .... und mit bunten Planen ausstaffiert werden.

8

a angemalt
b gestrichen
c lackiert

SPRACHBEGABT?

<u>Testanweisung</u> (Teil 2)
Analysieren Sie zwölf Wortkombinationen. Die Wörter vor und hinter dem Gleichheitszeichen stehen zueinander in Beziehung. Sie sollen das fehlende vierte Wort (?) herausfinden. Kreuzen Sie unter fünf möglichen Lösungen die richtige an. An dem folgenden Beispiel wird Ihnen das Prinzip der Aufgaben sofort klar.

<u>Beispiel</u>
Sommer : Regen =
Winter : ?

a Ofen
~~b~~ Schnee
c Frühling
d Weihnachten
e weiß

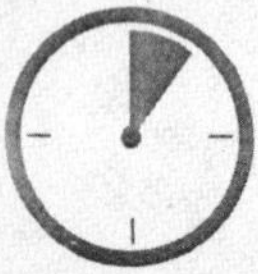

Sie haben für die folgenden zwölf Aufgaben sechs Minuten Zeit. Wenn Sie früher fertig sind, können Sie mit Teil 3 beginnen. Sollten Sie nach sechs Minuten erst bei Aufgabe 8, 9 oder 10 sein, müssen Sie aufhören.

Auto : Straße = Eisenbahn : ?

1
- a Damm
- b Brücke
- c Schiene
- d Bahnhof
- e Weiche

Maschine : Metall = Mensch : ?

2
- a Seele
- b Geist
- c Kind
- d Fleisch
- e Hände

Krug : Töpferscheibe = Auto : ?

3
- a Straße
- b Fließband
- c Werkstatt
- d Tankstelle
- e Hebebühne

Kind : Familie = Stadt : ?

4
- a Rathaus
- b Bürger
- c Landschaft
- d Dorf
- e Staat

Natur : Urwald = Kultur : ?

5
- a Axt
- b Acker
- c Forst
- d Wege
- e Bauer

Stuhl : Sessel = Garten : ?

6
- a Park
- b Wald
- c Wiese
- d Gartenbank
- e Zaun

Auge : Gemälde = Ohr : ?

7
a Geräusch
b Lied
c Ton
d Note
e Klang

Flamme : Kerze = Krebs : ?

8
a Wasser
b Tumor
c Bazillus
d Meer
e Gewebe

Erzeugung : Vernichtung = Produktion : ?

9
a Konstruktion
b Destruktion
c Desintegration
d Konfusion
e Verbrennung

Uhr : Zeit = Thermometer : ?

10
a Sonne
b Fieber
c Frost
d Wärme
e Jahreszeit

fliegen : stürzen = schwimmen : ?

11
a ertrinken
b abtreiben
c sinken
d ersticken
e tauchen

Himmel : Wolke = Erde : ?

12
a Wald
b Wiese
c Haus
d Menschen
e See

<u>Testanweisung</u> (Teil 3)
Finden Sie zu einem Testwort unter fünf Vorschlägen das Wort heraus, das am ehesten sein Gegenteil bedeutet.

<u>Beispiel</u>

lernen

a informieren
b pauken
c studieren
d repetieren
e vergessen

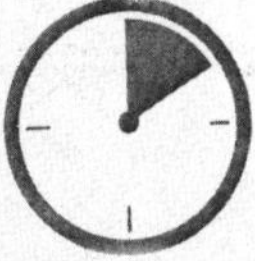

Wenn Ihnen das Testprinzip klar ist, können Sie mit Aufgabe 1 beginnen. Sie haben neun Minuten Zeit.

Rache

1

a Vergebung
b Sühne
c Genugtuung
d Recht
e Vergeltung

konvex

2

a gewölbt
b konkret
c konkav
d konfus
e konform

gehen

3

a anhalten
b sitzen
c laufen
d stehen
e tanzen

Freude

4

a Schmerz
b Sorge
c Leid
d Unzufriedenheit
e Unglück

fallen

5

a steigen
b aufstehen
c marschieren
d auffangen
e auftauchen

gefangen

6

a fliehen
b flüchten
c rennen
d wehren
e entkommen

Zeit

7

a Vergänglichkeit
b Zukunft
c Weltall
d Ewigkeit
e Raum

Karriere

8

a beruflicher Aufstieg
b Berufserfolg
c Mißerfolg
d beruflicher Abstieg
e Rüge

sensibel

9

a kaltschnäuzig
b willensstark
c unempfindlich
d unbeeinflußbar
e sentimental

Egoismus

10

a Freundlichkeit
b Demut
c Güte
d Altruismus
e Sanftmut

labil

11

a charakterstark
b selbstbewußt
c beherrscht
d fragil
e stabil

lose

12

a massiv
b fest
c angebunden
d integriert
e stabil

Feigheit

13

a Heldentum
b Kampflust
c Forschheit
d Mut
e Wut

herrschen

14

a arbeiten
b dienen
c ausführen
d sich einfügen
e abstimmen

Schande

15

a Ehre
b Lob
c Stolz
d Begnadigung
e Reue

sprechen

16

a singen
b reden
c schweigen
d brummen
e lachen

Bewegung

17

a Halt
b Ruhe
c Stille
d Stand
e Geschwindigkeit

konkret

18

a undeutlich
b abstrakt
c ungenau
d absurd
e abwegig

Geiz

19

a Reichtum
b Verschwendung
c Armut
d Gönnerhaftigkeit
e Mäzenat

Evolution

20

a Revolution
b Regression
c Restriktion
d Rezession
e Repression

Angst

21

a Zuversicht
b Arglosigkeit
c Zutrauen
d Mut
e Bravour

Provinz

22

a Stadt
b Region
c Capitale
d Dorf
e Kolonie

Testauswertung für Test 1

In der Punktetabelle sind die richtigen Lösungen eingetragen. Kreuzen Sie bitte jede richtige Aufgabe an. Jedes Kreuz zählt einen Punkt.

Teil 1	Teil 2	Teil 3
1c	1c	1a
2c	2d	2c
3a	3b	3d
4a	4e	4c
5a	5c	5a
6c	6a	6e
7a	7b	7d
8c	8e	8d
	9b	9c
	10d	10d
	11c	11e
	12e	12b
		13d
		14b
		15a
		16c
		17b
		18b
		19b
		20b
		21a
		22c

8	9	19

Zählen Sie jetzt die Anzahl Ihrer Kreuze in allen drei Testteilen zusammen. Die Summe ergibt Ihre Punktzahl bei Test 1.

Gesamtpunktzahl 36

In der Bewertungstabelle für Test 1 (Seite 142) können Sie unter Ihrer Punktzahl (je nach Altersgruppe) nachsehen, wie gut Ihre Sprachbegabung ist und wieviel Prozent der Vergleichspersonen genauso gut, besser oder schlechter sind als Sie.

TEST 2

Besitzen Sie Verhandlungs-geschick?

In vielen Berufen müssen Sie sich auf Konferenzen und bei Verhandlungen bewähren. Die Argumente Ihrer Gesprächspartner sind oft unsachlich und dienen nur dem Zweck, Sie zu überrumpeln. Anstatt überzeugender Argumente werden häufig emotionale Motive ins Spiel gebracht. Darauf müssen Sie gefaßt sein und diplomatisch reagieren können.

Der amerikanische Test-Pionier Saul Rosenzweig hat 1948 einen Test entwickelt (Picture-Frustration-Test), der das Verhalten unter Streß (seelische Belastung) prüft. Die folgende Variante des Rosenzweig-Tests analysiert Ihr Verhalten in ausgewählten schwierigen Gesprächssituationen, die diplomatisches Verhandlungsgeschick erfordern.

Testanweisung

Lesen Sie die Test-Situationen bitte genau durch und kreuzen Sie die Antwort an, die Sie persönlich für passend halten. Vielleicht hätten Sie ganz anders reagiert. Entscheiden Sie sich dann für die Antwort, die Sie am ehesten gegeben hätten. Das ist nicht immer einfach. Die Gesprächssituationen sind schwer zu bewerten, weil Sie zum Beispiel nicht wissen, wie es zu der Situation gekommen ist. Aber darum geht es bei diesem Test nicht. Wie Sie die Testsituation verstehen, ist für das Testergebnis von Bedeutung.

VERHANDLUNGSGESCHICK?

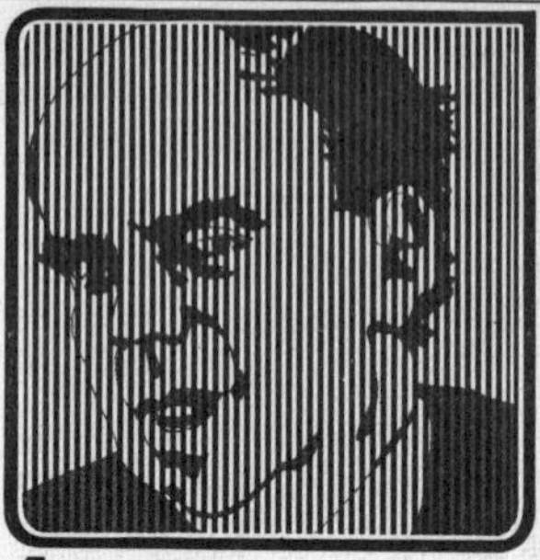

1 Ein Kollege sagt zu Ihnen: »Bedenken Sie einmal, welche beruflichen Schwierigkeiten Herr Tarnowsky bekommen würde, wenn Sie das erzählen. Er könnte dadurch in schwere Konflikte mit den Anweisungen aus der Verkaufsabteilung geraten.«

a »Das ist in diesem Fall gleichgültig. Sie wissen ganz genau, daß ich im Recht bin und nach meinen Anweisungen handle.«

b »Vergessen Sie bitte nicht: Es geht überhaupt nicht darum, daß ich Herrn Tarnowsky Schwierigkeiten machen will, es geht um den korrekten Betriebsablauf.«

c »Sie haben Recht. Wir sollten diese Angelegenheit besser verschweigen und vorerst niemandem davon erzählen.«

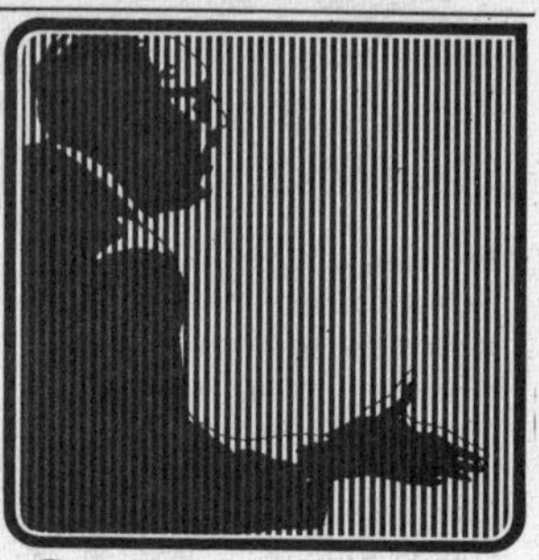

2 Sie äußern gegenüber einem Kollegen aus einer anderen Abteilung, daß Sie seine Terminangabe (18. Januar) für falsch halten. Er antwortet Ihnen in aggressivem Ton: »Wenn Sie mir nicht glauben, können Sie sich beim Chef erkundigen. Der wird sich ziemlich wundern, wie wenig Sie Bescheid wissen.«

a »Darum geht es doch nicht. Die Hauptsache ist, daß wir den richtigen Termin einhalten.«

b »Was wollen Sie mit diesen versteckten Drohungen sagen? Zum Chef habe ich schließlich einen besseren Kontakt als Sie.«

c »Wenn Sie es genau wissen, daß der 18. Januar als Termin festgelegt wurde, dann überlasse ich Ihnen die ganze Verantwortung.«

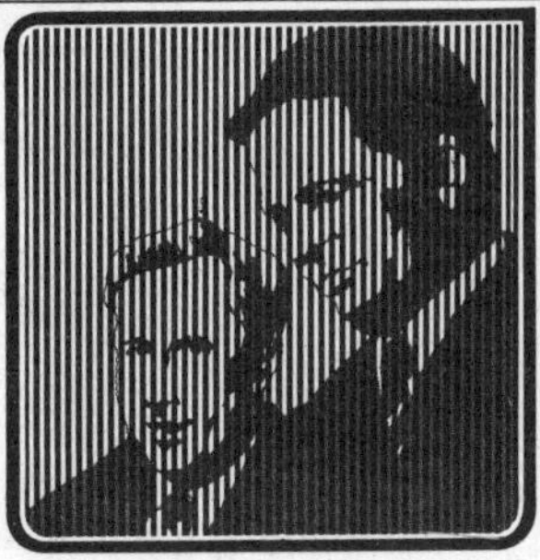

3 **In einer Konferenz fragen Sie, ob die Ungefährlichkeit einer chemischen Substanz erwiesen sei, die in Zukunft in größeren Mengen von Ihrer Firma gekauft werden soll. Der Chef sagt zu Ihnen: »Niemand kam bisher auf die Idee, daß schädliche Auswirkungen auf die Haut möglich sind. Sie können sicher sein, daß man das längst entdeckt hätte.«**

a »Das ist wahrscheinlich richtig. Es ist zu erwarten, daß irgend jemand bereits geprüft hat, ob schädliche Reaktionen entstehen.«

b »Bevor diese Chemikalien gekauft werden, könnte man zur Sicherheit von der Firma eine schriftliche Garantie fordern.«

c »Man sollte nicht zu vertrauensselig sein. Ein Verkäufer sagt von Komplikationen natürlich nichts, und nachher laufen unsere Leute mit Hautausschlag herum.«

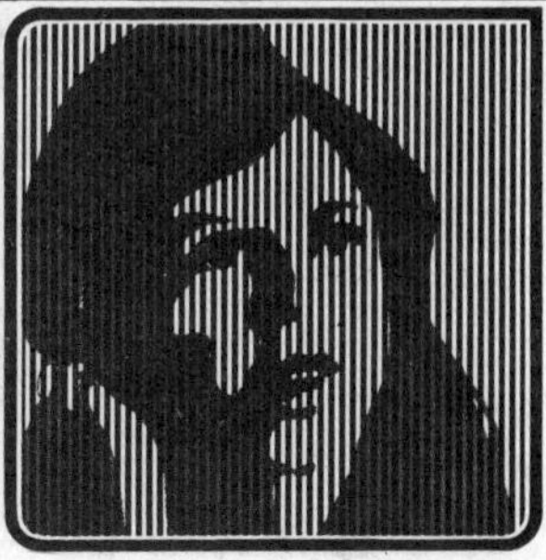

4 **Sie wollen zum Chef, weil in Ihrer Abteilung etwas schiefgegangen ist. Die Sekretärin hält Sie am Arm zurück und sagt: »Ich bitte Sie, diesen Vorfall dem Chef heute nicht zu berichten. Da er in letzter Zeit stark belastet ist, sollten Sie diese Nachricht einige Tage zurückhalten.«**

a »Meist ist der Überbringer unangenehmer Nachrichten nur ein Blitzableiter. Ich komme gelegentlich wieder vorbei.«

b »Sie wollen an mein Mitleid mit dem Chef appelieren. Aber mit uns hat der Chef auch kein Mitleid, wenn etwas versiebt wird.«

c »Warten wir eine gute Gelegenheit ab. Rufen Sie mich bitte heute vormittag noch an, wenn Sie den Moment für günstig halten.«

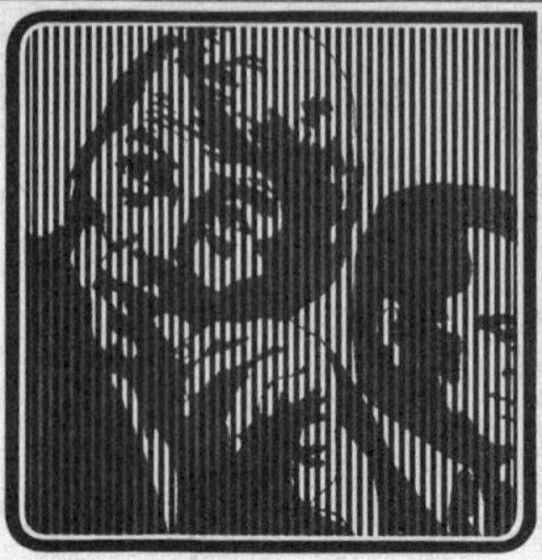

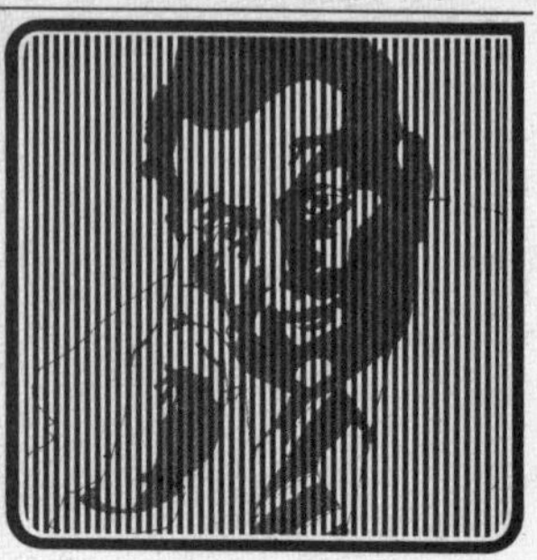

5 In einer Verhandlung sagt ein Kunde einer Firma zu Ihnen: »Es wundert mich, daß Sie dieses Produkt so billig verkaufen können. Hoffentlich leidet dabei nicht die Qualität.«

a »Wir produzieren mit neuentwickelten Maschinen und können durch unsere rationellen Methoden den Preis niedrighalten.«

b »Das ist eine Unterstellung, die Sie nicht machen sollten. Unsere Erzeugnisse sind selbstverständlich von hoher Qualität.«

c »Die Konkurrenz ist teilweise genauso billig. Ich kann Ihnen versichern, daß die Qualität darunter nicht leidet. Das kann sich unsere Firma nicht leisten.«

6 Sie beschweren sich beim Personalchef über den Lehrling Schmidt. Der Personalchef antwortet: »Er hat zwar einen großen Fehler begangen, aber bedenken Sie seine Unerfahrenheit. Außerdem ist er durch seine Hasenscharte besonders mit Komplexen behaftet.«

a »Das spielt hierbei doch keine Rolle. Wichtig ist mir in erster Linie, daß er keine gute Arbeit geleistet hat.«

b »Sie appelieren an mein Mitleid. Ich bin jedoch nach wie vor der Meinung, daß mit Schmidt ein ernsthaftes Gespräch geführt werden sollte.«

c »Sie haben recht. Der Schmidt ist ein armer Kerl, aber man sollte ihm trotzdem einen Denkzettel verpassen.«

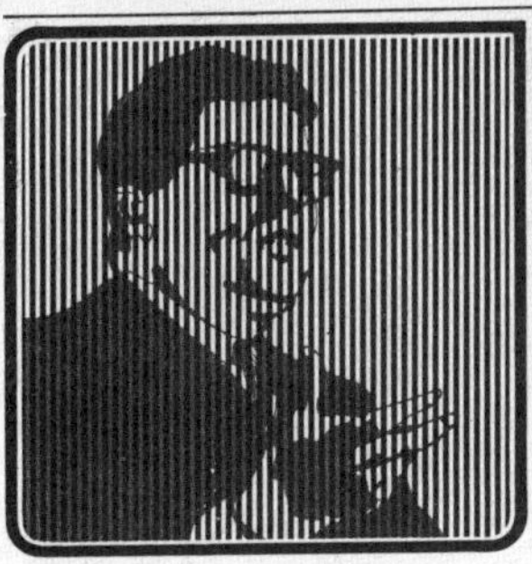

7 Sie verhandeln mit einem Verkäufer über eine Büromaschine. Er sagt: »Davon verkaufen wir täglich allein in Deutschland 5000 Stück zu einem Preis von 950,— DM. Daraus können Sie schließen, daß Sie etwas Gutes kaufen.«

a »Wieviel Sie davon täglich verkaufen, ist mir gleichgültig. Die Hauptsache ist, daß Sie uns einen guten Preis machen.«

b »Das kann ich daraus nicht schließen. Sie sollten mir deshalb die Maschine einige Tage zur Prüfung überlassen.«

c »Das ist allerdings erstaunlich. Wie funktioniert eigentlich Ihr Kundendienst, falls einmal etwas defekt wird?«

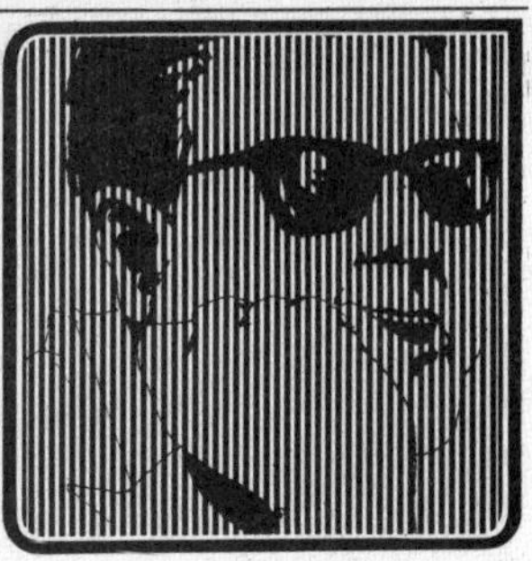

8 Ein Kollege sagt zu Ihnen in unfreundlichem Ton: »Ihr antiautoritäres Verhalten gegenüber den Lehrlingen spricht sich im Betrieb herum. Sie gefährden dadurch Ihren Ruf und eventuell eine Gehaltserhöhung.«

a »Kümmern Sie sich um Ihre eigenen Probleme. Über mein Gehalt müssen Sie sich keine Sorgen machen.«

b »Das ist doch nur ein dummes Gerede, auf das man nicht viel geben sollte.«

c »Wahrscheinlich haben Sie das von Herrn Maier gehört, der mich anschwärzen will.«

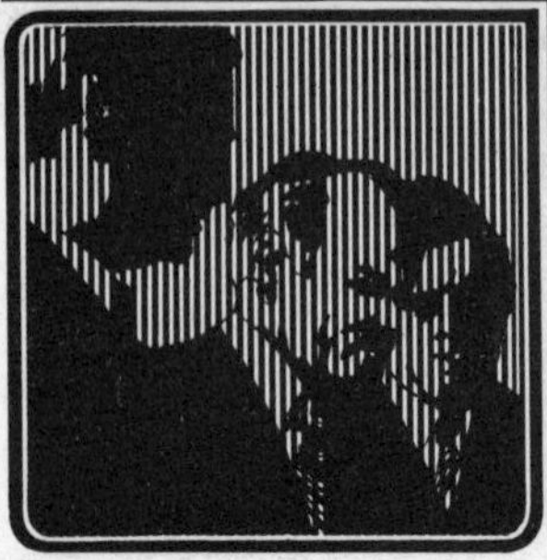

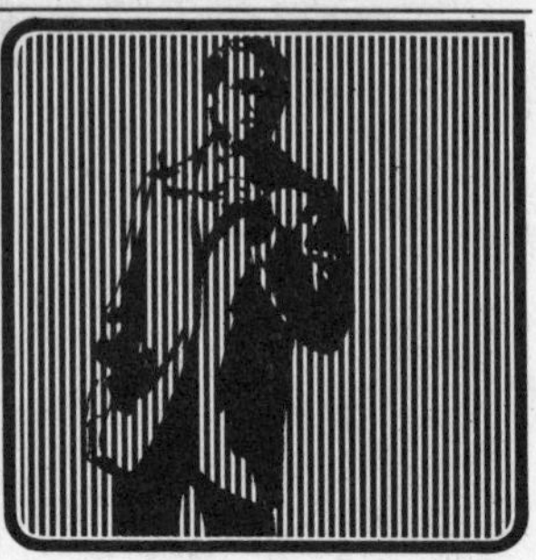

9 In einer Diskussion schlagen Sie eine Verbesserung vor. Ihr Chef sagt: »Ich bin jetzt zwölf Jahre Betriebsleiter. Bisher hat niemand diese Ansicht vertreten. Daraus ersehen Sie, daß Ihre Ansicht falsch sein muß.«

a »Wir sollten es wenigstens einmal genau überprüfen, dann kann objektiv festgestellt werden, daß mein Vorschlag etwas taugt.«

b »Das ist unlogisch und engstirnig. Wenn etwas zwölf Jahre nach einer bestimmten Methode gemacht wird, kann es trotzdem noch verbessert werden.«

c »Erklären Sie mir bitte, was gegen meinen Vorschlag spricht.«

10 Ein Kollege sagt zu Ihnen: »Sie sollten mich bei dieser Idee unterstützen. Sie wissen ja, daß mein Einfluß beim Chef sehr groß ist. Sie werden es also nicht bereuen.«

a »Es ist recht nett, daß Sie mich bei dieser Idee ins Vertrauen ziehen wollen. Allerdings handle ich grundsätzlich nur nach meiner eigenen Überzeugung.«

b »Ich werde Sie unterstützen, wenn Sie mir einige überzeugende Argumente nennen.«

c »Erklären Sie mir bitte zunächst genau, wie Sie diese Idee realisieren wollen.«

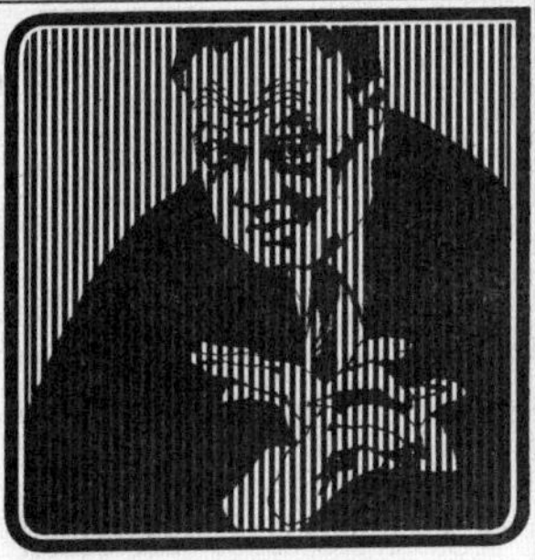

11 Der Chef sagt zu Ihnen zwei Tage vor Ihrem Urlaub: »Aufgrund wichtiger Aufträge sollten Sie Ihren Urlaub 14 Tage später als vorgesehen beginnen.«

a »Daß Sie auf meine Mitarbeit nicht verzichten können, ehrt mich. Ich werde selbstverständlich den Urlaub verschieben.«

b »Mein Urlaub ist über das Reisebüro bereits festgelegt. Deshalb läßt sich das schwer realisieren, es sei denn, Sie tragen die Unkosten.«

c »Mein Urlaub wurde vor zwei Monaten ordnungsgemäß angemeldet. Das läßt sich nicht rückgängig machen. Der Flug ist bereits gebucht.«

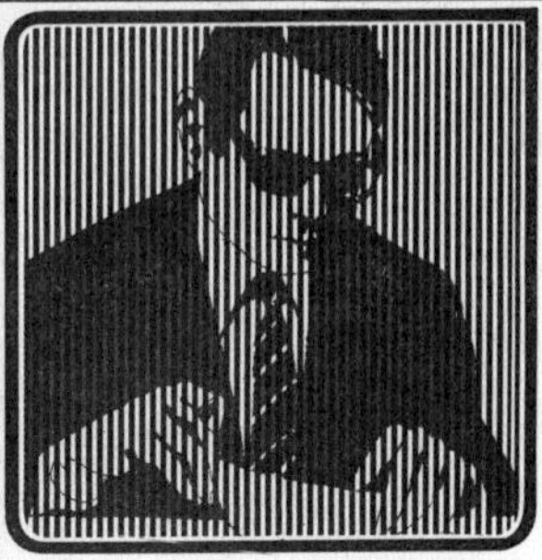

12 Der Chef sagt zu Ihnen: »Ich habe Ihren Brief an die Firma Däumler gelesen. Ich muß Ihnen sagen, daß er in einem etwas zu aggressiven Stil gehalten ist.«

a »Sie sollten sich den kompletten Briefwechsel des letzten halben Jahres anschauen, dann können Sie verstehen, daß ich etwas schärfer als sonst antworte.«

b »Das ist mir überhaupt nicht aufgefallen. Ich werde den Brief nochmals durchsehen.«

c »Vielleicht hätte ich Ihnen den Brief besser zuvor gezeigt. Aber nach den bisherigen Erfahrungen mit der Firma Däumler glaubte ich, daß es richtig sei, so zu schreiben.«

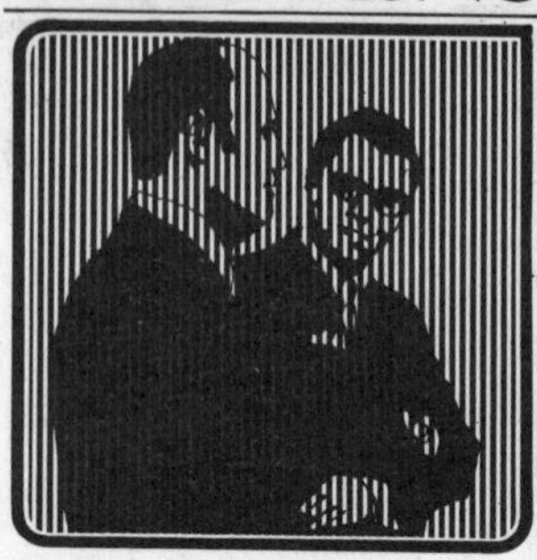

13 **In einer Besprechung äußern zwei Kollegen unsachliche Argumente gegen Ihre Vorschläge. Einer sagt: »Diese Idee wird sich nicht durchsetzen, weil sie in der Luft hängt.«**

a »Sie sollten keine oberflächlichen Urteile fällen.«

b »Ich kann Ihnen viele Beweise für die Richtigkeit meiner Ansicht nennen. Darüber sollte zuerst sachlich diskutiert werden.«

c »Wenn Sie die Unterlagen gewissenhaft und intensiv studiert hätten, wüßten Sie, daß alle Schlußfolgerungen auf meinen Vorschlag hinauslaufen.«

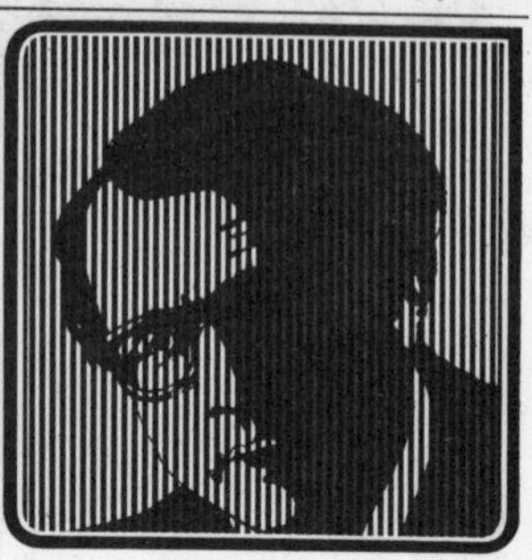

14 **Sie haben schriftlich gekündigt. Ihr Chef läßt Sie rufen und sagt: »Sie sind jetzt drei Jahre bei uns beschäftigt. Wenn Sie kündigen, ist das für uns eine Katastrophe. Ein neuer Mann braucht mindestens ein halbes Jahr, bis er eingearbeitet ist.«**

a »Das ist richtig. Außerdem wird er sicherlich mehr Gehalt fordern.«

b »Wenn Sie mir 200,— DM mehr Gehalt bieten, dann bleibe ich.«

c »Leider wartete ich vergeblich auf eine Gehaltserhöhung. Wahrscheinlich hätte ich dann nicht gekündigt.«

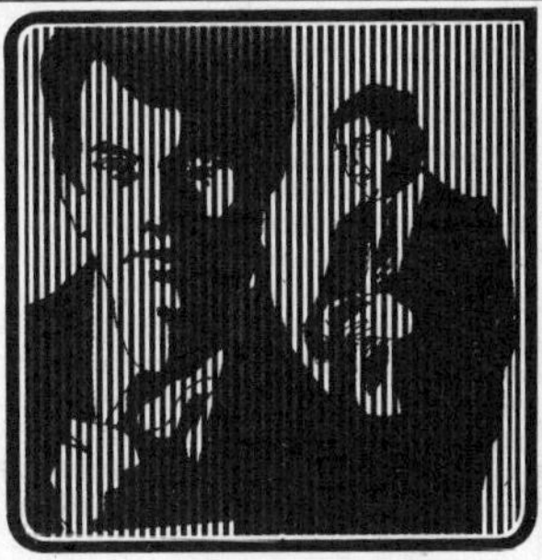

15 Sie diskutieren in einer Verhandlung über eine schwierige juristische Frage. Ihr Gesprächspartner droht: »Sie sollten vorsichtig sein. Unsere Firma läßt sich von Rechtsanwalt Riedel beraten. Ich empfehle Ihnen deshalb, Ihren Antrag zurückzunehmen.«

a »Ihre Rechtsauffassung ist falsch, da kann auch Anwalt Riedel nicht daran rütteln.«

b »Es hat keinen Sinn, darüber weiter zu diskutieren, bevor unsere Rechtsexperten den Fall geprüft haben.«

c »Wir sollten jetzt einmal versuchen, eine Lösung zu finden, wie wir dieses Problem ohne Herrn Riedel aufklären können.«

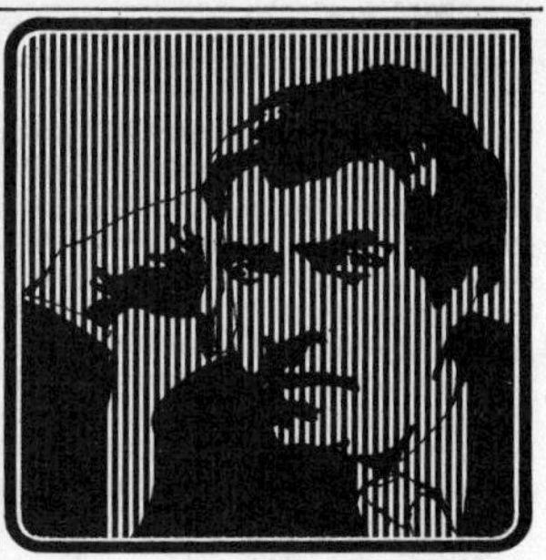

16 Ein Gesprächspartner sagt zu Ihnen: »Jetzt diskutieren wir bereits zwei Stunden, ohne uns einigen zu können. Das ist mir in meiner bisherigen Praxis noch nie passiert.«

a »Ich glaube nicht, daß das meine Schuld ist.«

b »Lassen Sie uns, um eventuell einen Kompromiß schließen zu können, die Voraussetzungen für eine Einigung nochmals gegeneinander abwägen.«

c »Wir sollten unser Gespräch heute beenden und eine Nacht darüber schlafen.«

Testauswertung für Test 2

In der Punktetabelle sind die richtigen Lösungen eingetragen. Kreuzen Sie bitte jede richtige Aufgabe an. Jedes Kreuz zählt einen Punkt.

1 b
2 a
3 b
4 c
5 a
6 b
7 b
8 a
9 a
10 c
11 b
12 a
13 b
14 c
15 c
16 b

Zählen Sie jetzt die Anzahl Ihrer Kreuze zusammen. Die Summe ergibt Ihre Punktzahl bei Test 2.

Gesamtpunktzahl

In der Bewertungstabelle für Test 2 (Seite 142) können Sie unter Ihrer Punktzahl (je nach Altersgruppe) nachsehen, wie gut Ihr diplomatisches Verhandlungsgeschick ist und wieviel Prozent der Vergleichspersonen genauso gut, besser oder schlechter sind als Sie.

TEST 3

Sind Sie kontaktfähig?

Haben Sie in den ersten beiden Tests gut abgeschnitten? Wenn ja, dann besitzen Sie zwei wichtige Talentvoraussetzungen für den Berufserfolg. Wenn Sie sich außerdem bei Test 3 bewähren, ist die Prognose für Ihre Karrierechancen noch günstiger. Denn Verhandlungsgeschick und Sprachtalent werden durch eine gute Kontaktbereitschaft ideal ergänzt.

Der folgende Porträt-Test basiert auf psychologischen Untersuchungen, wonach die Beurteilung von unbekannten Gesichtern vor allem die positive und negative Einstellung zu Personen entlarvt. Das Testprinzip wurde 1969 von einer deutschen Firma an 123 Jungverkäufern mit Erfolg ausprobiert.

Vorher existierte auf dem internationalen Testmarkt nur ein psychologischer Test, der die Kontaktfähigkeit aufdeckt: die zehn Klecksbilder des Schweizer Psychiaters Hermann Rorschach.

Testanweisung

Beurteilen Sie jedes der 17 Gesichter nach sechs verschiedenen Eigenschaften. Kreuzen Sie immer eines der beiden Felder (ja oder nein) an. Entscheiden Sie gefühlsmäßig und spontan nach Ihrem ersten Eindruck, ob Sie die angegebenen Eigenschaften vermuten oder nicht. Lassen Sie bitte keine Eigenschaft aus, sonst kann der Test nicht korrekt ausgewertet werden.

KONTAKT?

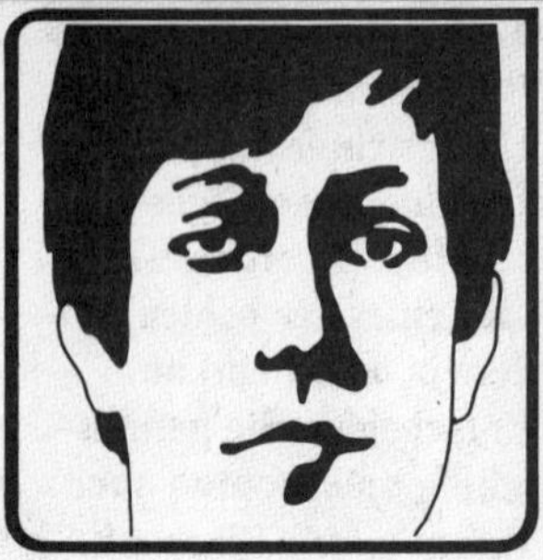

1

	ja	nein
sympathisch	y	z
eingebildet	z	y
optimistisch	y	z
rücksichtslos	z	y
einsichtig	y	z
aggressiv	z	y

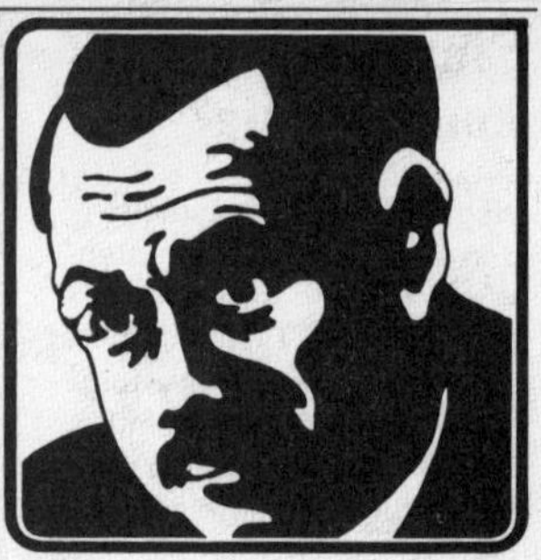

2

	ja	nein
sympathisch	y	z
eingebildet	z	y
optimistisch	y	z
rücksichtslos	z	y
einsichtig	y	z
aggressiv	z	y

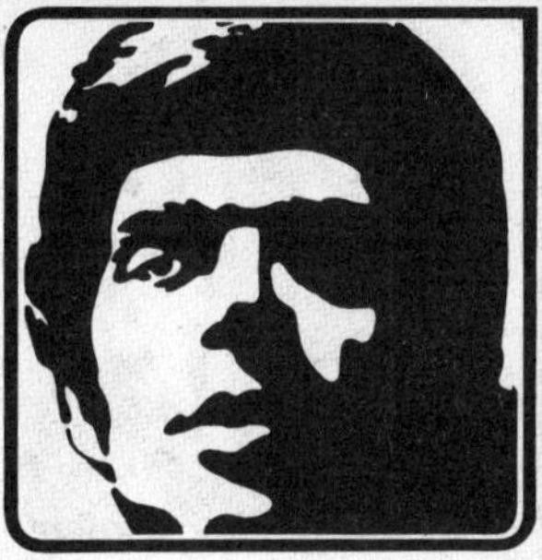

3

	ja	nein
sympathisch	y	z
eingebildet	z	y
optimistisch	y	z
rücksichtslos	z	y
einsichtig	y	z
aggressiv	z	y

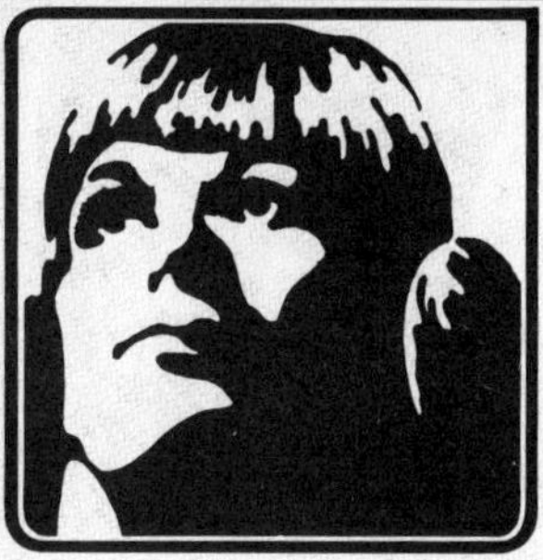

4

	ja	nein
sympathisch	y	z
eingebildet	z	y
optimistisch	y	z
rücksichtslos	z	y
einsichtig	y	z
aggressiv	z	y

KONTAKT?

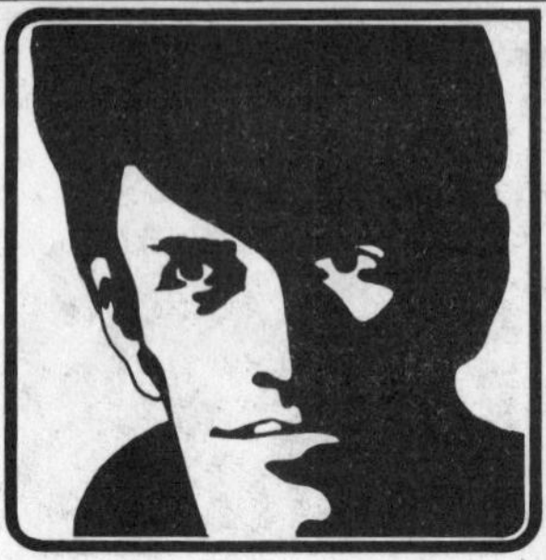

5

	ja	nein
sympathisch	y	z
eingebildet	z	y
optimistisch	y	z
rücksichtslos	z	y
einsichtig	y	z
aggressiv	z	y

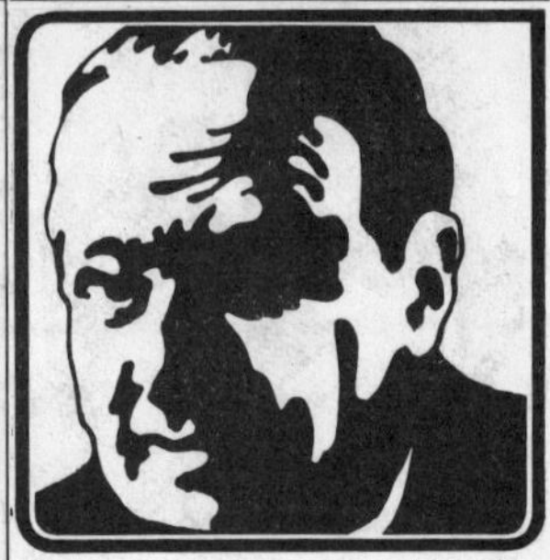

6

	ja	nein
sympathisch	y	z
eingebildet	z	y
optimistisch	y	z
rücksichtslos	z	y
einsichtig	y	z
aggressiv	z	y

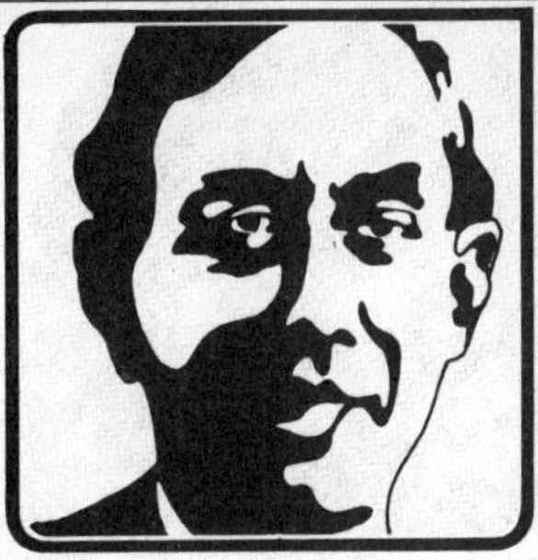

7

	ja	nein
sympathisch	y	z
eingebildet	z	y
optimistisch	y	z
rücksichtslos	z	y
einsichtig	y	z
aggressiv	z	y

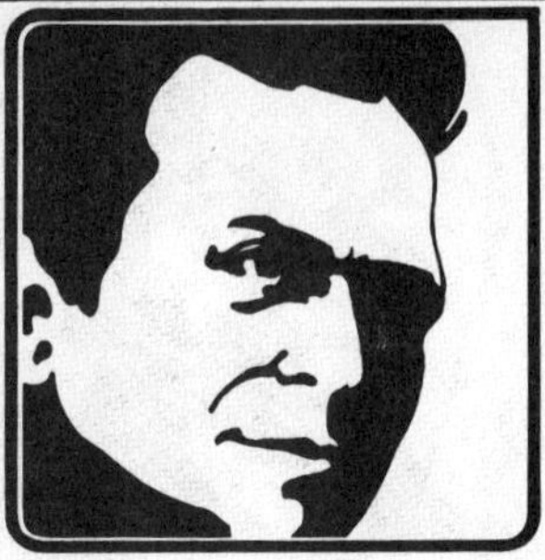

8

	ja	nein
sympathisch	y	z
eingebildet	z	y
optimistisch	y	z
rücksichtslos	z	y
einsichtig	y	z
aggressiv	z	y

KONTAKT?

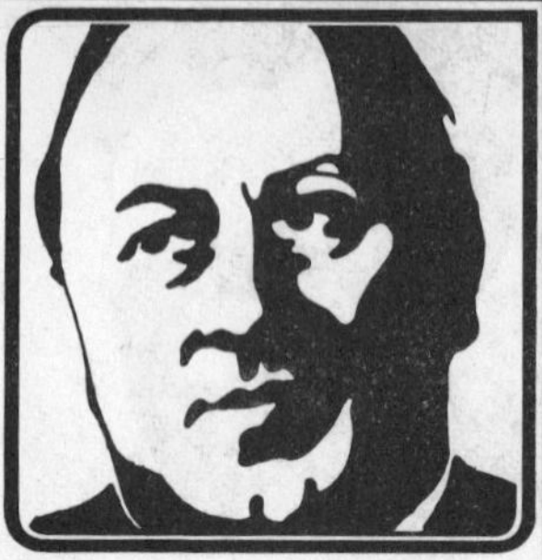

9

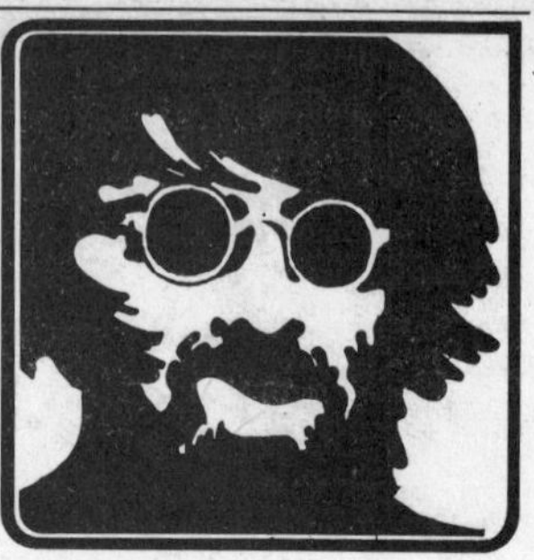

10

	ja	nein
sympathisch	y	z
eingebildet	z	y
optimistisch	y	z
rücksichtslos	z	y
einsichtig	y	z
aggressiv	z	y

	ja	nein
sympathisch	y	z
eingebildet	z	y
optimistisch	y	z
rücksichtslos	z	y
einsichtig	y	z
aggressiv	z	y

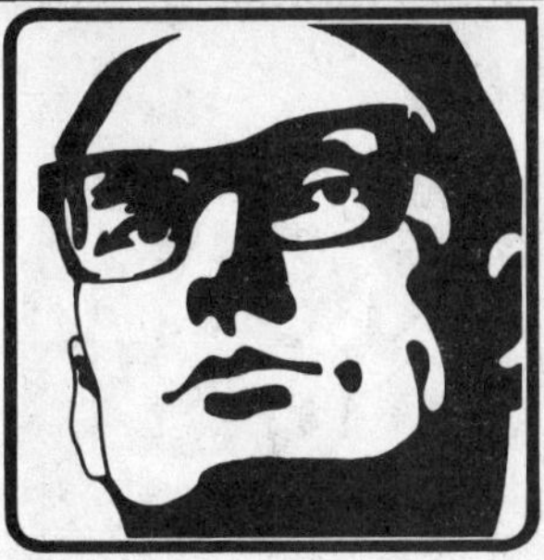

11

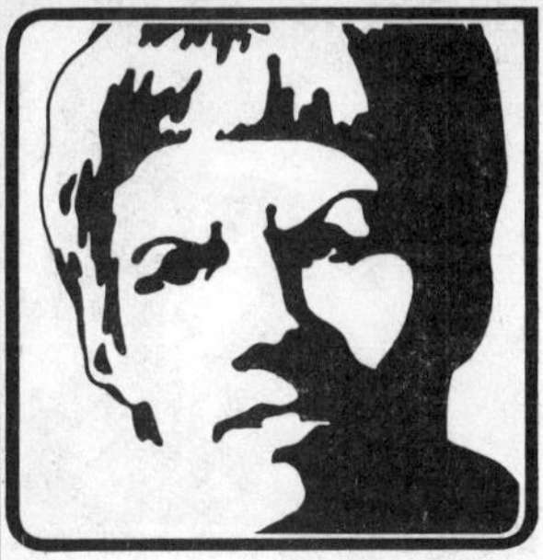

12

	ja	nein
sympathisch	y	z
eingebildet	z	y
optimistisch	y	z
rücksichtslos	z	y
einsichtig	y	z
aggressiv	z	y

	ja	nein
sympathisch	y	z
eingebildet	z	y
optimistisch	y	z
rücksichtslos	z	y
einsichtig	y	z
aggressiv	z	y

KONTAKT?

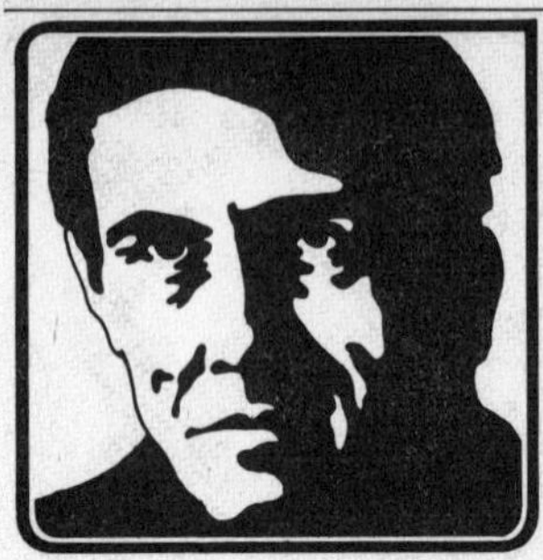

13

	ja	nein
sympathisch	y	z
eingebildet	z	y
optimistisch	y	z
rücksichtslos	z	y
einsichtig	y	z
aggressiv	z	y

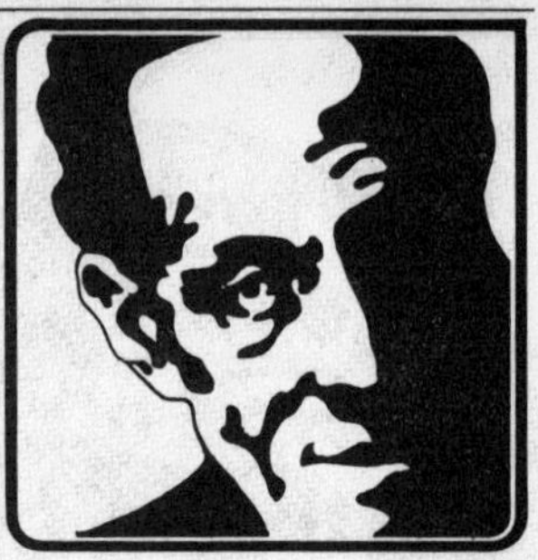

14

	ja	nein
sympathisch	y	z
eingebildet	z	y
optimistisch	y	z
rücksichtslos	z	y
einsichtig	y	z
aggressiv	z	y

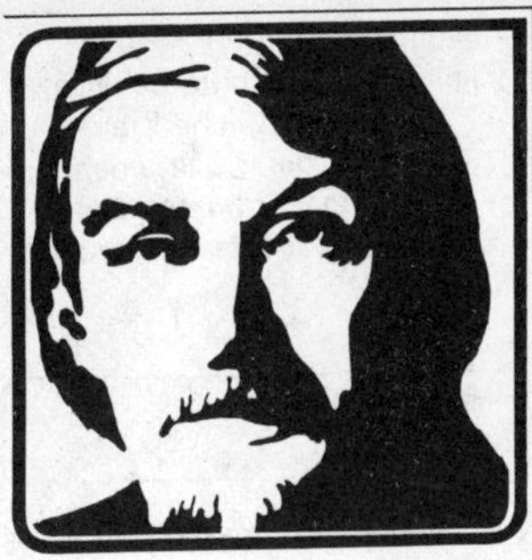

15

	ja	nein
sympathisch	y	z
eingebildet	z	y
optimistisch	y	z
rücksichtslos	z	y
einsichtig	y	z
aggressiv	z	y

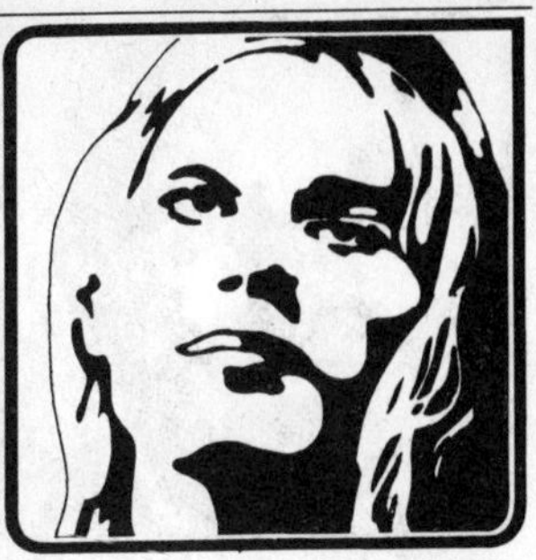

16

	ja	nein
sympathisch	y	z
eingebildet	z	y
optimistisch	y	z
rücksichtslos	z	y
einsichtig	y	z
aggressiv	z	y

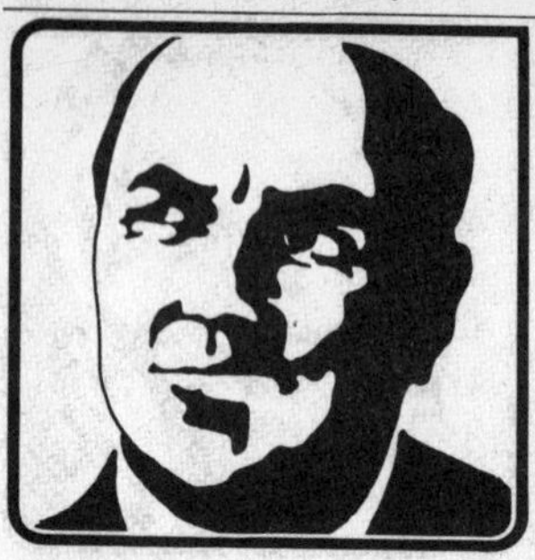

17

	ja	nein
sympathisch	y	z
eingebildet	z	y
optimistisch	y	z
rücksichtslos	z	y
einsichtig	y	z
aggressiv	z	y

<u>Testauswertung für Test 3</u>

Zählen Sie jetzt bitte bei allen 17 Porträts sämtliche Kreuze zusammen, die Sie in einem y-Feld gemacht haben. Die Summe ergibt Ihre Punktzahl bei Test 3.

Gesamtpunktzahl

In der Bewertungstabelle für Test 3 (Seite 143) können Sie unter Ihrer Punktzahl (je nach Altersgruppe) nachsehen, wie gut Ihre Kontaktfähigkeit ist und wieviel Prozent der Vergleichspersonen genauso gut, besser oder schlechter sind als Sie.

TEST 4

Können Sie logisch denken?

Jetzt müssen Sie Ihr Gehirn anstrengen. Sie sollen 24 Problemreihen analysieren und Gesetzmäßigkeiten erkennen.

Der folgende Denktest ist eine Weiterentwicklung des »Test of ›g‹: Culture Faire, Test 1« des Test-Professors Raymond B. Cattell. Er wird in Amerika vor allem von Personalchefs und Berufsberatern benützt.

Die Testaufgaben sind nicht immer einfach, aber wenn Sie sich intensiv damit beschäftigen, bereiten sie Ihnen viel Spaß. In der Auswertung wird berücksichtigt, wie schnell und wie genau Sie logisch denken können. Am besten ist natürlich hohe Genauigkeit in kurzer Zeit.

Testanweisung

Jede Aufgabe besteht aus zwei Reihen mit vier nebeneinanderstehenden Kästchen. Drei Kästchen (obere Reihe) zeigen Figuren, die sich gesetzmäßig verändern. Das letzte Kästchen ist leer.
Sie sollen herausfinden, nach welchem Prinzip sich die drei Figuren in der oberen Reihe verändern und wie logischerweise das vierte (leere) Kästchen aussehen müßte. Von den vier Lösungsmöglichkeiten in der zweiten Reihe (a, b, c, d) kreuzen Sie die eine an, die Sie für richtig halten.

Sie haben für die 24 Aufgaben insgesamt 30 Minuten Zeit.

LOGISCH DENKEN?

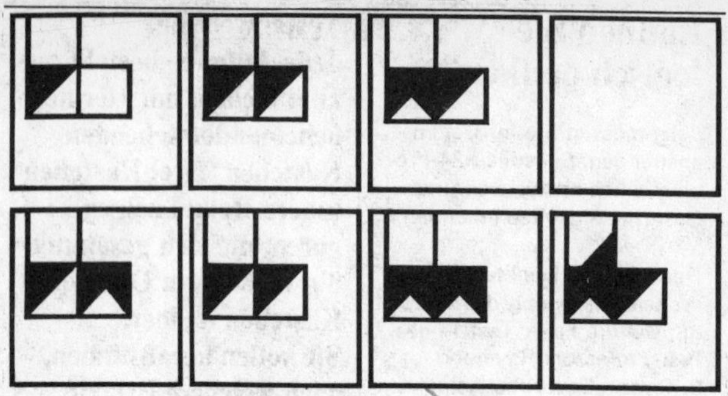

1 a b c d

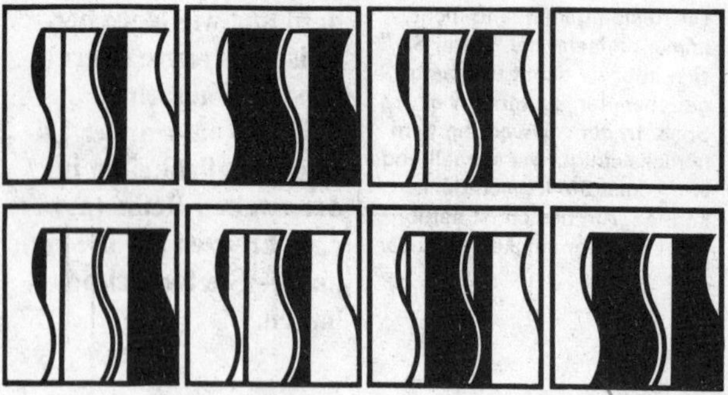

2 a b c d

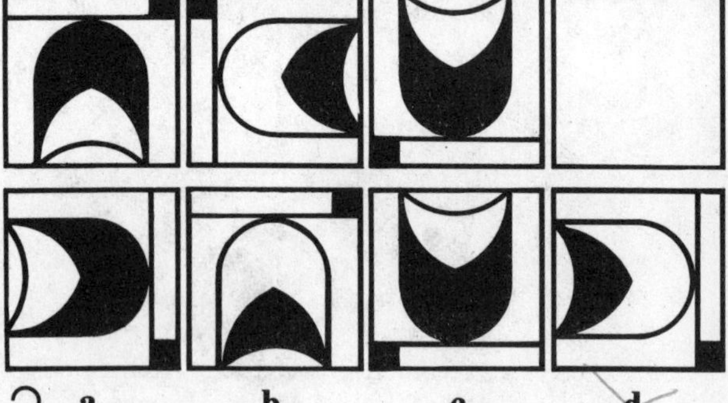

3 a b c d

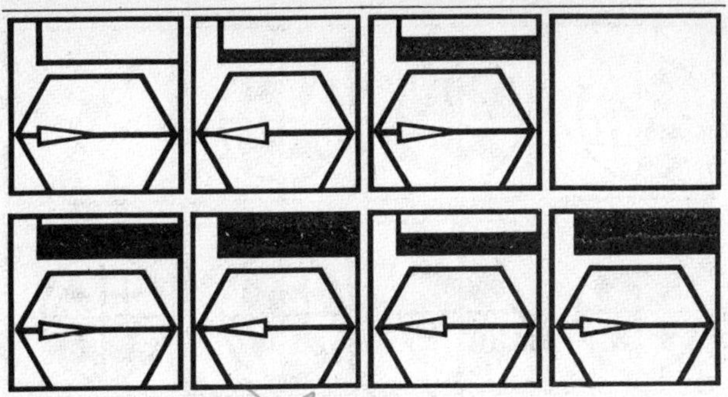

4 a b c d

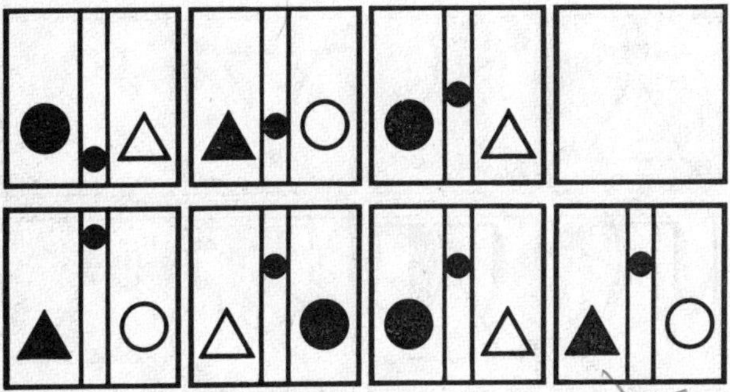

5 a b c d

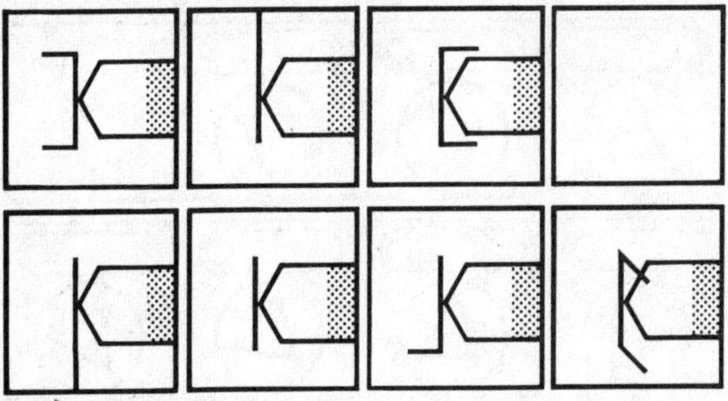

6 a b c d

LOGISCH DENKEN?

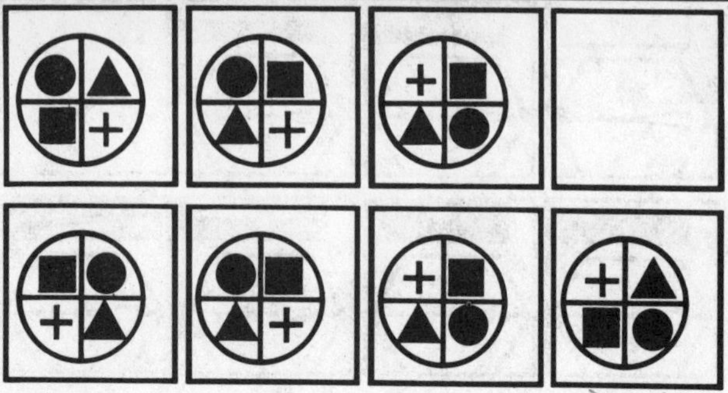

7 a b c d

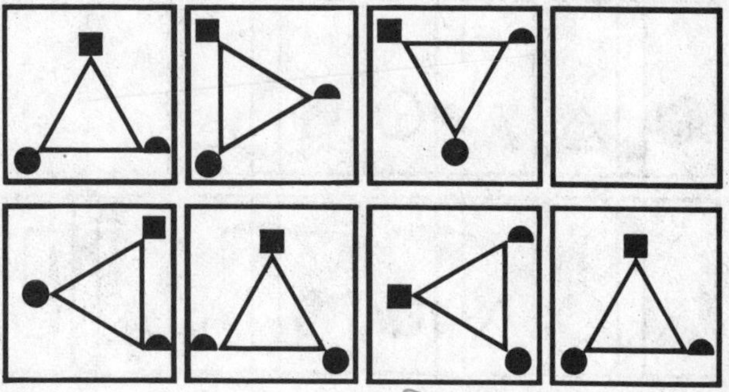

8 a b c d

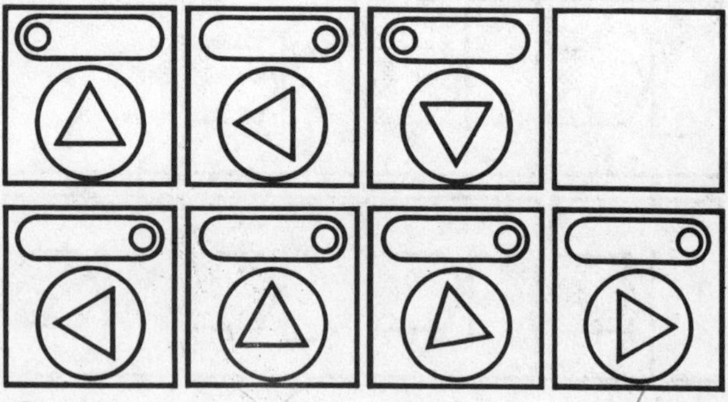

9 a b c d

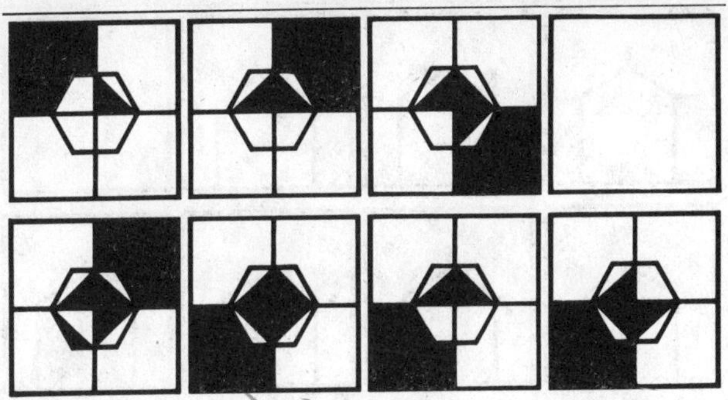

10 a b c d

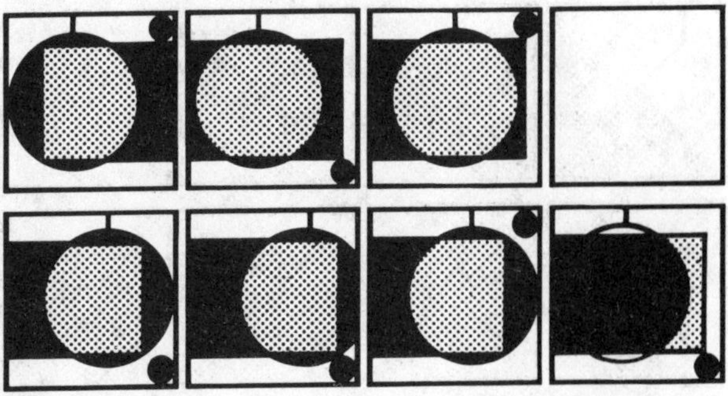

11 a b c d

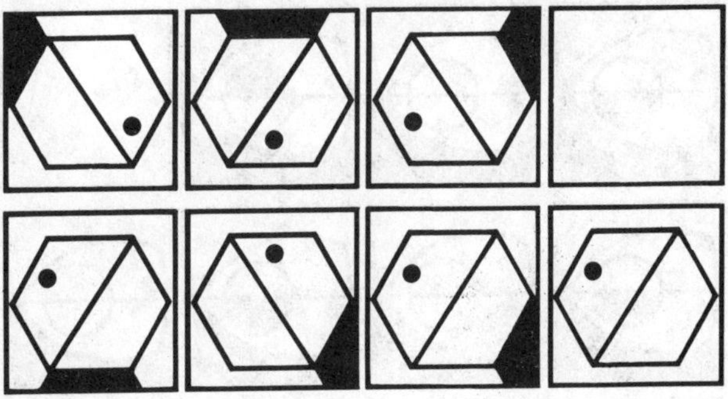

12 a b c d

LOGISCH DENKEN?

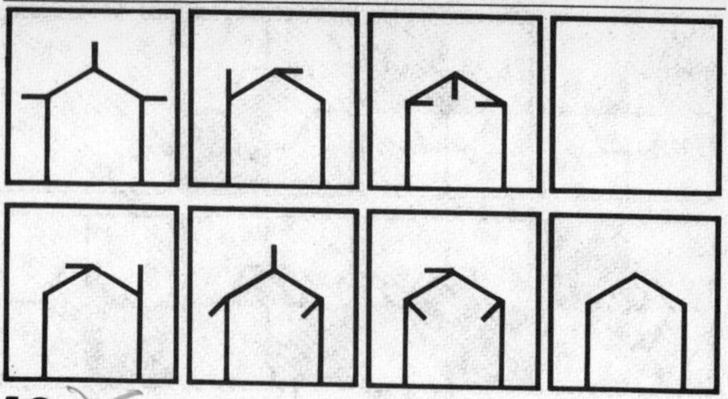

13 a b c d

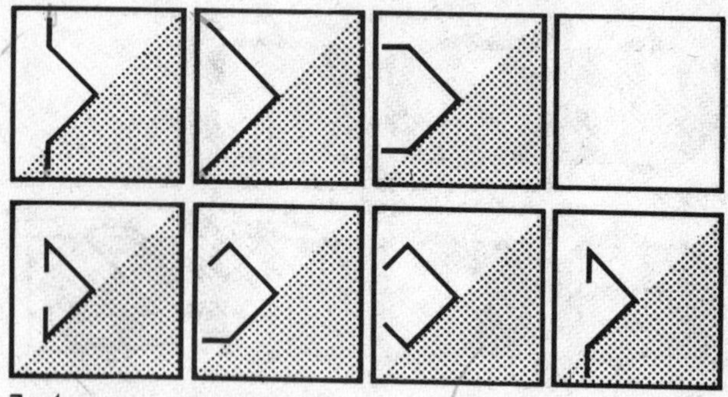

14 a b c d

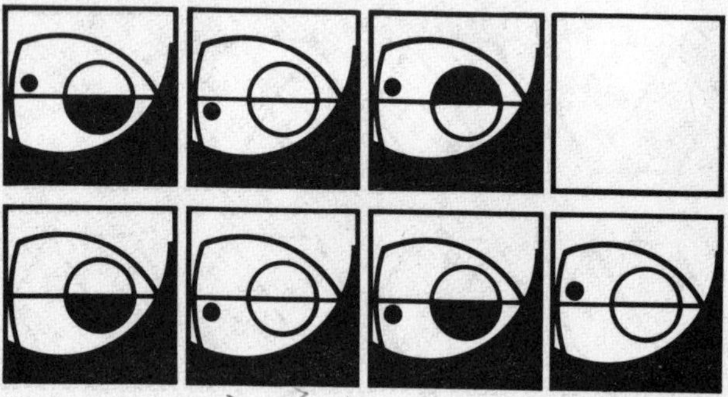

15 a b c d

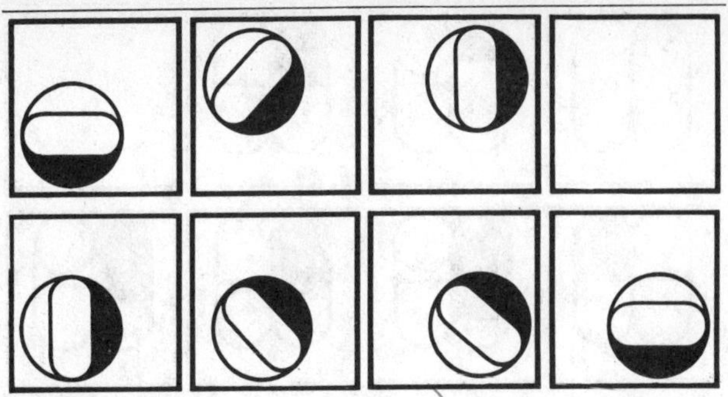

16 **a** **b** **c** **d**

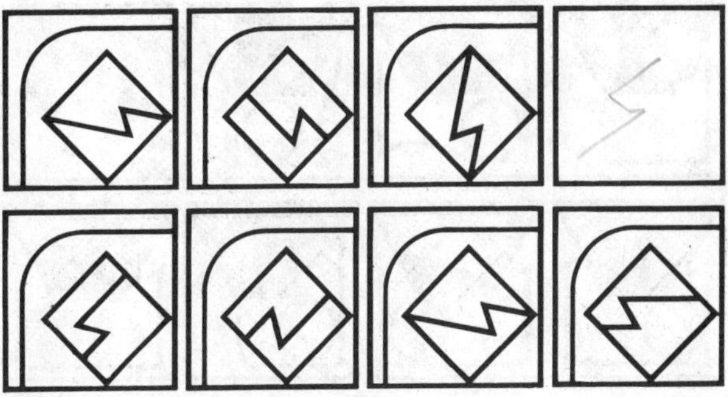

17 **a** **b** **c** **d**

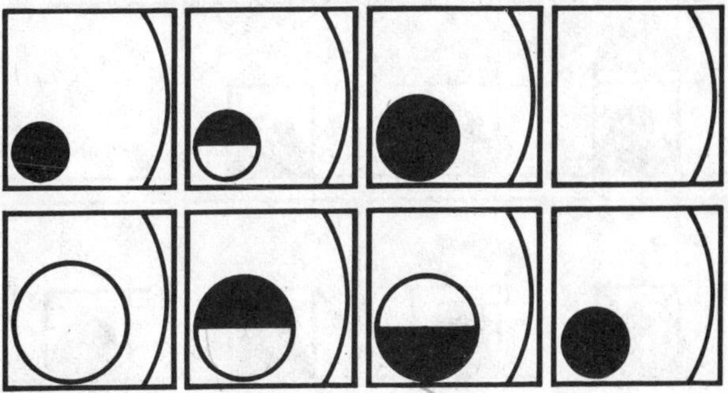

18 **a** **b** **c** **d**

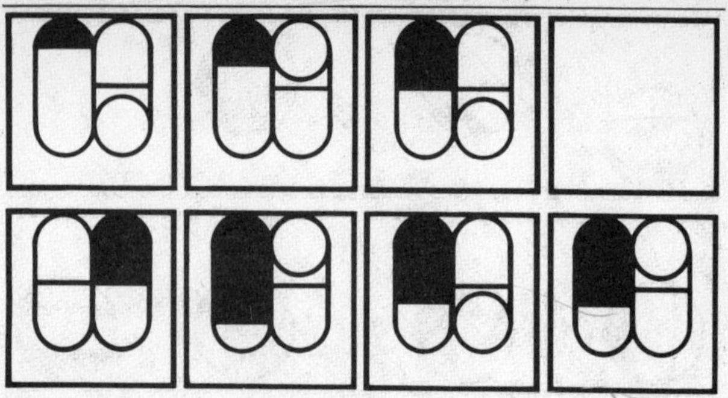

19 a b c d

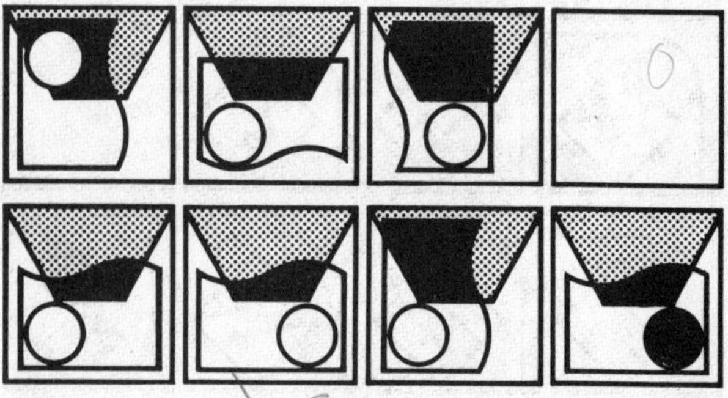

20 a b c d

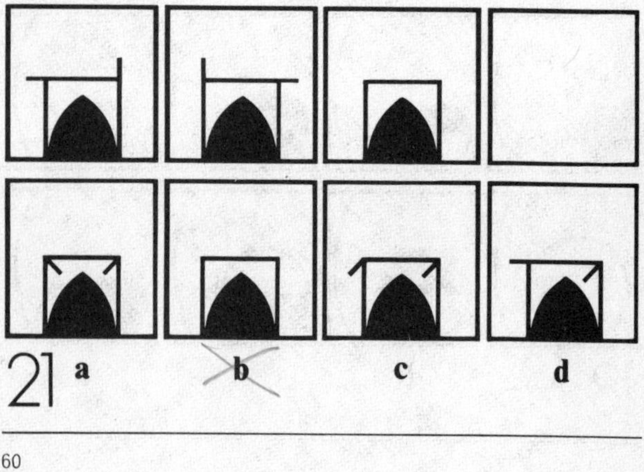

21 a b c d

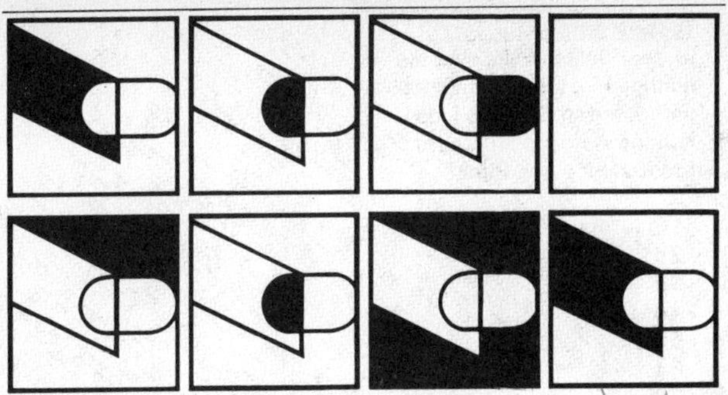

22 a b c d

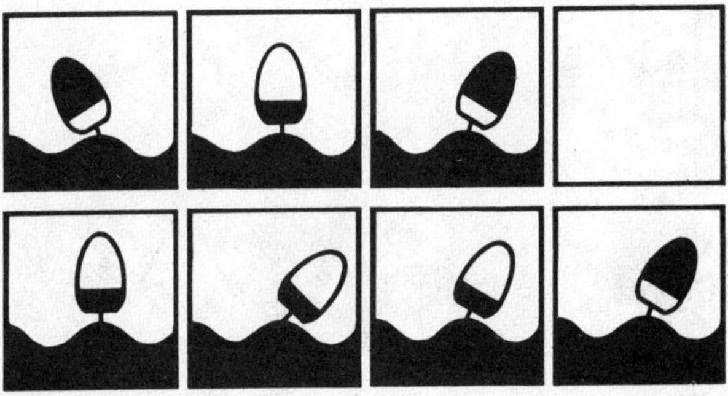

23 a b c d

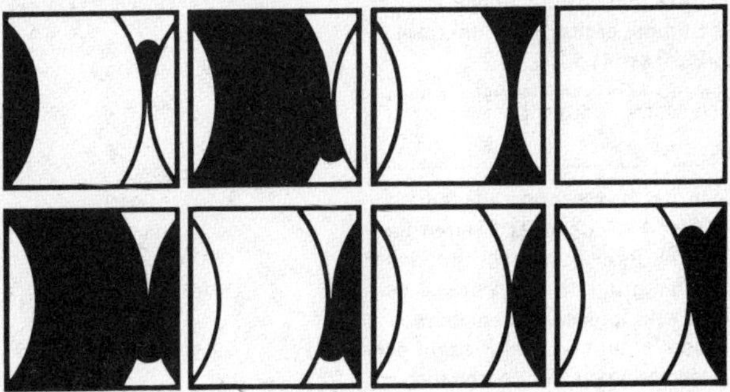

24 a b c d

Testauswertung für Test 4

In der Punktetabelle sind die richtigen Lösungen eingetragen. Kreuzen Sie bitte jede richtige Aufgabe an. Jedes Kreuz zählt einen Punkt.

1c
2d
3d
4b
5d
6a
7d
8c
9d
10b
11a
12c
13a
14c
15b
16c
17a
18b
19d
20b
21b
22c
23b
24b

Zählen Sie jetzt die Anzahl Ihrer Kreuze zusammen. Die Summe ergibt Ihre Punktzahl bei Test 4.

Gesamtpunktzahl

In der Bewertungstabelle für Test 4 (Seite 143) können Sie unter Ihrer Punktzahl (je nach Altersgruppe) nachsehen, wie gut Ihr logisches Denkvermögen ist und wieviel Prozent der Vergleichspersonen genauso gut, besser oder schlechter sind als Sie.

TEST 5

Sind Sie kreativ?

Das Wort »kreativ« ist schwer übersetzbar. Es bedeutet etwa ideenreich, produktiv oder schöpferisch begabt. Die Hauptmerkmale der Kreativität sind »Einfallsreichtum« und »flexibles Denken«. Der Kreative findet mehr und originellere Ideen oder Gesichtspunkte als der Durchschnittsmensch.

Die meisten haben keinen Mut zur Kreativität. Sie setzen ihrer Phantasie starre Grenzen und wagen nur selten, unkonventionell zu denken. Wer kreativ denken kann, ist im Vorteil: Weil er mehr Lösungsmöglichkeiten zu einem Problem findet, steigt die Wahrscheinlichkeit, daß auch einige brauchbare Lösungen dabei sind.

Kreativität ist kein Monopol der Werbeleute. Auch Naturwissenschaftler, Techniker und Manager müssen einfallsreich sein, um neue Methoden entwickeln zu können.

Der folgende Kreativitätstest wurde in drei Teile gegliedert, die sprachliche, optische und projektive Kreativität messen. In der Auswertung werden alle drei Testteile zusammengefaßt. Wenn Sie in diesem Test nicht gut abschneiden, dürfen Sie sich nicht ärgern. Durch unser konventionelles Schulsystem ist das kreative Denken bei den meisten leider sehr unterentwickelt.

KREATIV?

Testanweisung (Teil 1)
Ergänzen Sie bitte die folgenden unvollständigen Vergleiche durch möglichst viele Eigenschaftswörter, die sinnvoll dazu passen. Der unvollständige Vergleich ». . . wie ein Rad«, kann beispielsweise durch »rund« oder »schnell« ergänzt werden.

Sie haben für Ihre Einfälle bei den Aufgaben 1–6 insgesamt 13 Minuten Zeit.

1 fliegen, zwitschern .... **wie ein Vogel**
singen, jubilieren, schreien,
picken, schnäbeln, hübsch
graziös, leicht, frei, elegant 12

2 glänzen, wertvoll .... **wie ein Goldstück**
schön, hübsch, reizvoll, ewig,
unvergänglich, leuchtend, 8

3 listig, einfallsreich .... **wie ein Ganove**
skrupellos, rücksichtslos, heim-
tückisch, gewissenlos, geldgierig 12
arbeitsfaul, dumm, mutig,
leichtsinnig, bedrohlich

4 lang, glänzend, ... **wie ein Draht**
silbrig, golden, kupfern,
biegsam, schmelzbar, 8
brauchbar,

5 hart, schlimm, ... **wie eine Strafe**
bitter, s 3

6 glücklichmachend, ... **wie ein Erfolg**
helfend, süß, 3

46

KREATIV?

Schreiben Sie jetzt möglichst viele Wörter auf, die mit der angegebenen Vorsilbe beginnen. Sie dürfen Hauptwörter, Eigenschaften und Tätigkeiten notieren. Zum Beispiel bei der Vorsilbe »Silber« könnte Ihnen Silberling, Silberlack, Silberschmuck und so weiter einfallen.

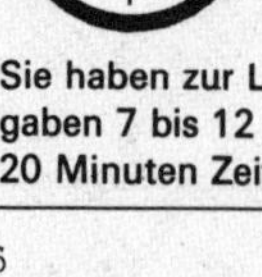

Sie haben zur Lösung der Aufgaben 7 bis 12 insgesamt 20 Minuten Zeit.

7 **Gold-**stück, -uhr, -ring, -kette, -armband, -ohrring, -barren, -schmuck, -lack, münze, legierung 11

8 **Kon-**to, -tor, dition, föderation, -trahent, determination, -sument, rad, position, formation, -stante, kurrenz, musieren 13

9 **Fern-**seher, -sprecher, ansager, studium, 4

10 **Kreis-**ausschnitt, -abschnitt, -bogen, -rund, 4

11 **Streit-**punkt, -frage, gespräch, - 3

12 **Teil-**weise, - 2

37

<u>Testanweisung</u> (Teil 2)

Ergänzen Sie die unfertigen Figuren. Die Testfigur soll möglichst oft in verschiedene gegenständliche Zeichnungen eingebaut werden. Zeichnen Sie ohne Hemmungen, denn es kommt nicht auf Schönheit und Genauigkeit an. Man sollte nur erkennen, was gemeint ist.

Sie haben vier Minuten Zeit.

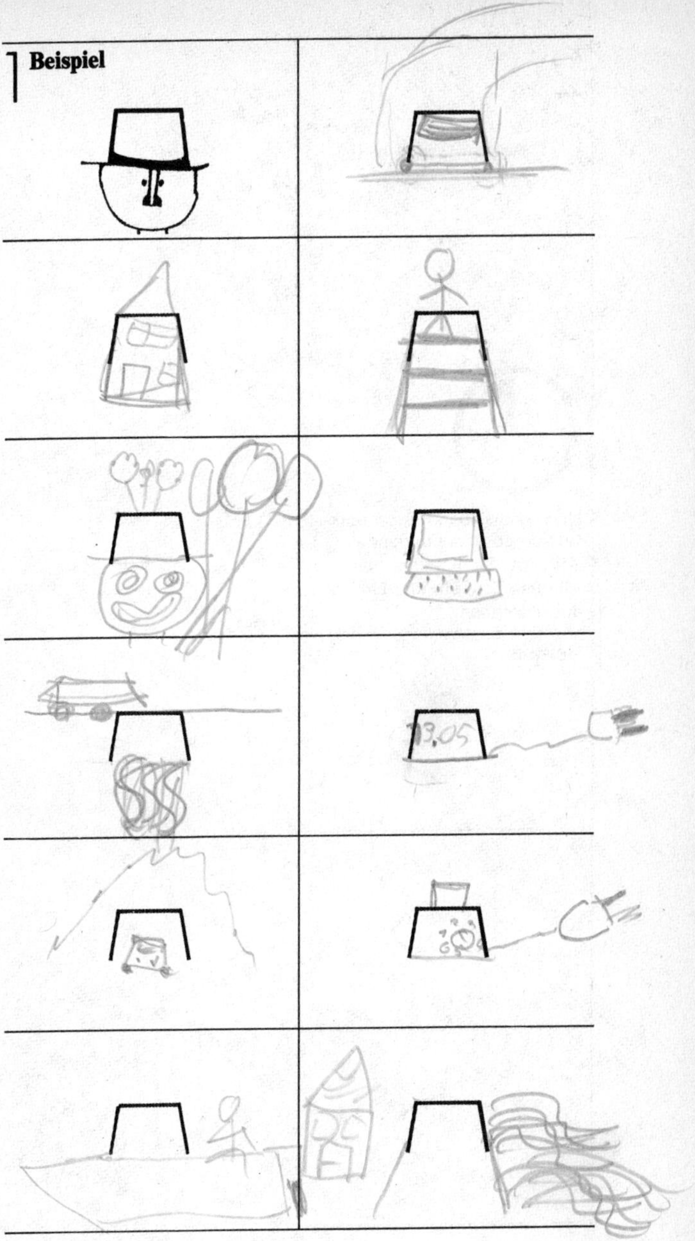
Beispiel

KREATIV?

2

Nach demselben Prinzip funktioniert auch die folgende Aufgabe. Sie haben sechs **Minuten Zeit, um Ihre Einfälle aufzuzeichnen.**

Beispiel

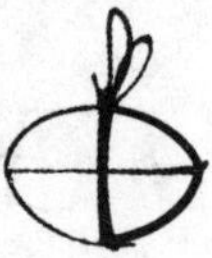

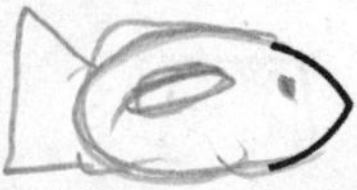

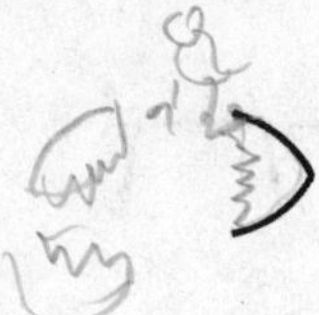

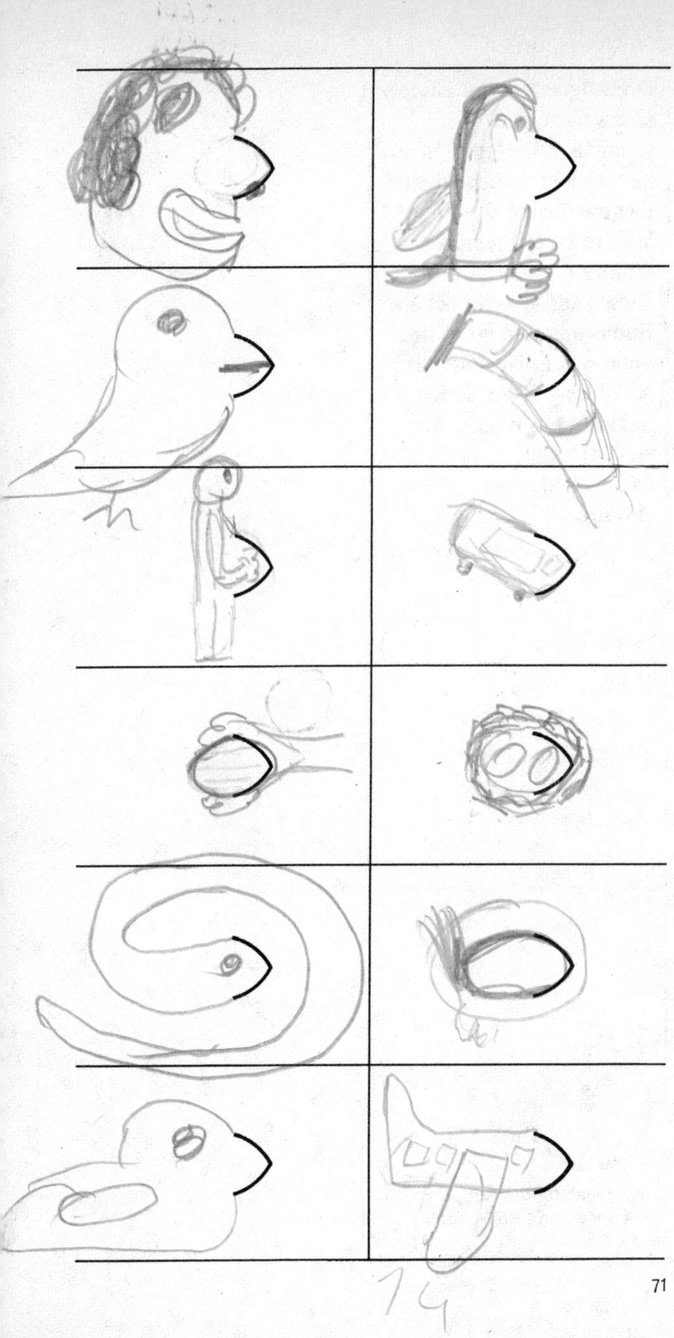
14

KREATIV?

Die folgenden vier Bilder (3 bis 6) zeigen Ausschnitte. Überlegen Sie, zu welchen verschiedenen Gegenständen das abgebildete Detail gehören könnte.
Rohr zum Waschbecken, Bumerang und so weiter könnte zum Beispiel die Abbildung 3 darstellen.
Schreiben Sie jetzt so viele Deutungen in die freien Felder, wie Ihnen einfallen.

Sie haben für die Aufgaben 3–6 insgesamt 15 Minuten Zeit.

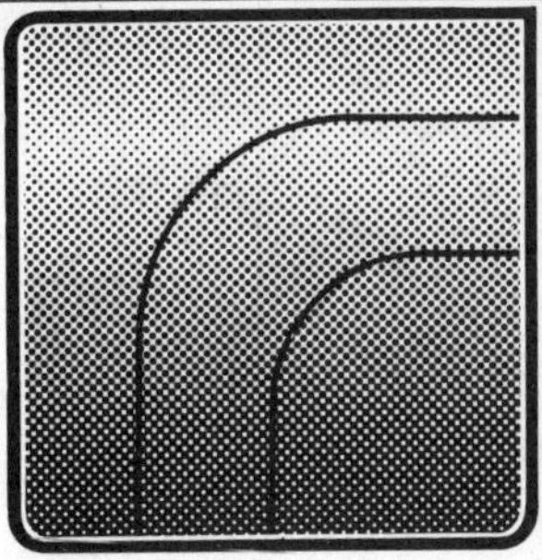

3

Erklärungsmöglichkeiten

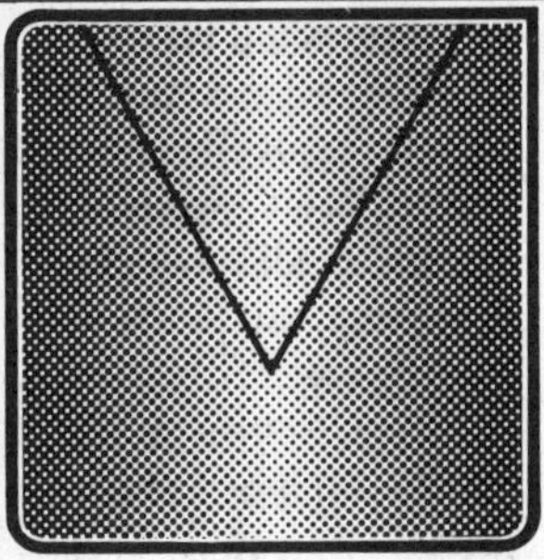

4

Erklärungsmöglichkeiten

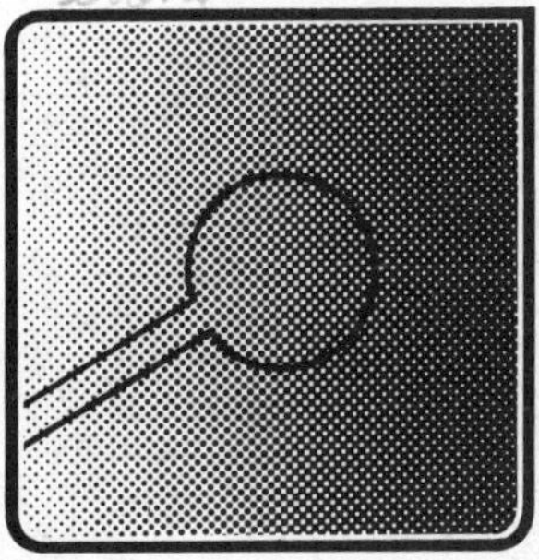

5

Erklärungsmöglichkeiten

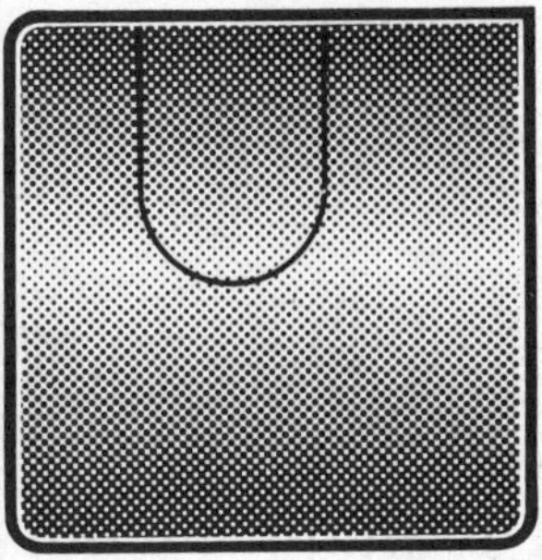

6

Erklärungsmöglichkeiten

Testanweisung **(Teil 3)**
Eine Situation kann man oft unterschiedlich deuten und erklären. Notieren Sie alle Erklärungsmöglichkeiten, die Ihnen für die folgenden Situationen einfallen. Schreiben Sie nur die entsprechenden Stichworte auf.

Sie haben für die folgenden vier Situationen insgesamt 20 Minuten Zeit.

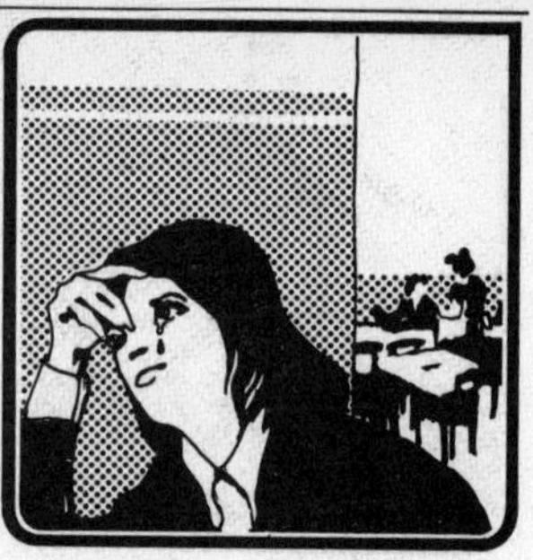

1 In der Ecke eines Restaurants sitzt eine junge Frau. Sie trinkt einen Kaffee und wischt sich manchmal eine Träne von der Wange.

9

Erklärungsmöglichkeiten

- vom Freund verlassen
- Trauerfall in der Familie
- Examen durchgefallen
- gute Bekannte gestorben
- Ärger mit Freund bzw. Ehemann
- Schock nach einem Unfall
- arbeitslos geworden
- Haus abgebrannt etc
- gesehen wie ein Bekannte bei einem Unfall umgekommen ist

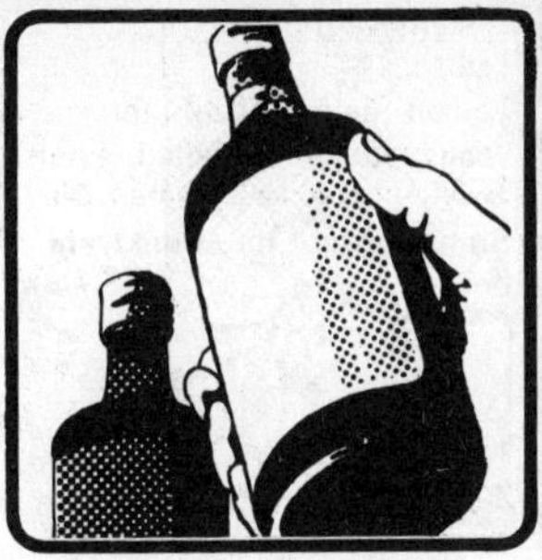

2 **Herr R. kauft zwei Flaschen Whisky, um sich zu betrinken.**

9

Erklärungsmöglichkeiten

- arbeitslos geworden
- Frau weggelaufen
- " fremdgegangen
- Fehler im Beruf → muss nun dem Chef beichten
- tödl. Fehler
- versch. Autounfall mit tödl. Ausgang
- Fahrerflucht b. Unfall
- Kind von eine Bek. bekommen
-

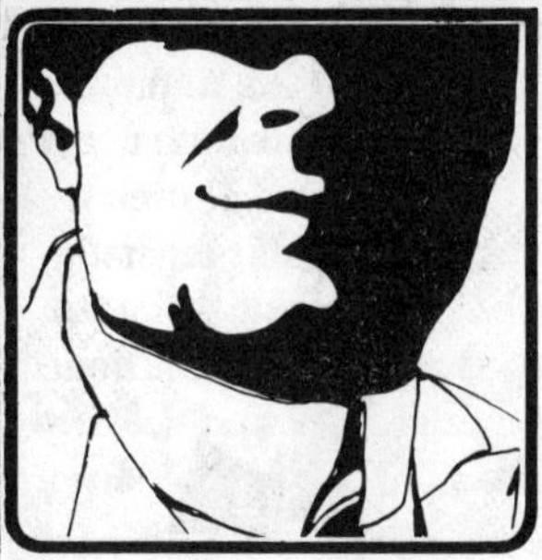

3 **Herr W. war immer sehr schweigsam und ernst. Seit einiger Zeit ist er wie umgewandelt. Er wirkt erleichtert und lächelt häufig vor sich hin.**

6

Erklärungsmöglichkeiten

- Probleme mit Ex-Frau gelöst.
- Frau willigt in Scheidung ein
- Verantwortung für Oma los, die sie gestorben ist
- Berufl. Aufgestiegen
- Beruf gewechselt – jetzt Wunschjob
- ~~Freundin~~ neue Freundin
-

24

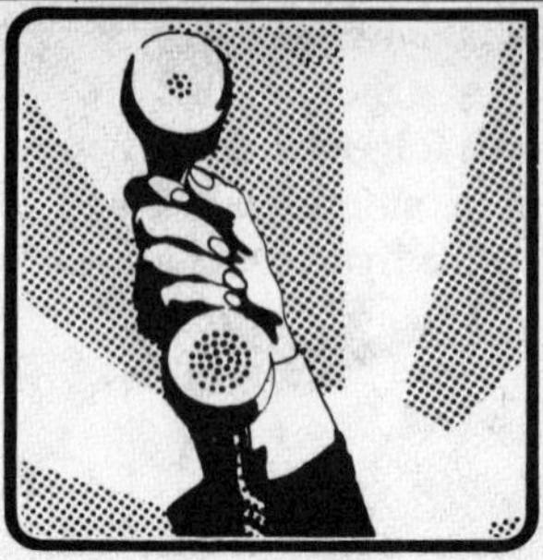

4 Herr L. ist zwei Tage im Urlaub. An der Rezeption sagt der Portier zu ihm: »Ihre Firma läßt ausrichten, sie sollen heute nachmittag unbedingt zurückrufen.«

5 Erklärungsmöglichkeiten

- schweren Fehler in den letzten Arbeiten
- andere Arbeiter der Abt. krank -> muss zurückkommen
- Chef krank -> Stellv. !
- günstige Gelegenh. ein Geschäft zu tätigen
- Schw. in ihrer Abteilung
-

Testauswertung für Test 5

Teil 1

Zählen Sie die Anzahl Ihrer verschiedenen Einfälle bei den zwölf Aufgaben zusammen. Die Summe ergibt Ihre Punktzahl bei Teil 1.

Teil 2

Zählen Sie die Anzahl Ihrer verschiedenen gezeichneten und notierten Einfälle bei den Aufgaben 1–6 zusammen. Die Summe ergibt Ihre Punktzahl bei Teil 2.

Teil 3

Zählen Sie die Anzahl Ihrer gefundenen Erklärungsmöglichkeiten (Aufgaben 1–4) zusammen. Die Summe ergibt Ihre Punktzahl bei Teil 3.

Zählen Sie die Punkte der drei Testteile zusammen. Die Summe ergibt Ihre Punktzahl bei Test 5.

Gesamtpunktzahl

In der Bewertungstabelle für Test 5 (Seite 144) können Sie unter Ihrer Punktzahl (je nach Altersgruppe) nachsehen, wie gut Ihre Kreativität ist und wieviel Personen genauso gut, besser oder schlechter sind als Sie.

5

TEST 6

Können Sie sich gut konzentrieren?

Bei Test 5 (Sind Sie kreativ?) sollten Sie möglichst entspannt Ihr Gehirn nach vielen Einfällen suchen lassen. Jetzt wird das Gegenteil verlangt: Sie sollen beweisen, daß Sie sich intensiv auf eine Tätigkeit konzentrieren können.

Wer das schlecht kann, ist für viele Berufe ungeeignet (zum Beispiel Programmierer, Wissenschaftler im Bereich Forschung). Auch Erfinder und kreative Werbeleute kommen nicht ohne Konzentration aus. Sie müssen diszipliniert und hartnäckig eine Aufgabe zu Ende führen können. Die Auswertung (der Vergleich Ihrer Konzentrationsfähigkeit mit Ihrer Altersgruppe) ist deshalb für Sie sehr interessant.

Testanweisung

Lesen Sie den Text auf den folgenden Seiten bitte aufmerksam durch. Diese Symbole müssen Sie sich merken:

A, a = △
E, e = ○
I, i = +
M, m = □
R, r = ••

(Den Buchstaben »ä« können Sie unbeachtet lassen.)

Immer, wenn Sie in den Wörtern einen dieser Buchstaben sehen, schreiben Sie sein Symbol darunter. Die erste Zeile zeigt, wie es gemacht wird. Beginnen Sie deshalb den Test mit der zweiten Zeile. Beim Start notieren Sie bitte die genaue Uhrzeit.

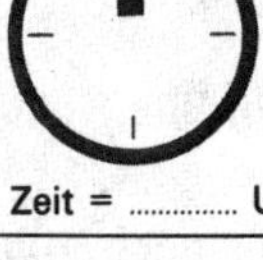

Zeit = ... Uhr

GUT KONZENTRIEREN?

Begabung wurde bisher allgemein angesehen als die Summe
○△ ·· ○ +. ○··△ ○□○+. △ ○○○ △ +.○ □□○
aller Anlagen, die ein Mensch bei seiner Geburt mit auf die Welt bringt. Übereinstimmend mit den Annahmen der Wissenschaftler waren wir bis vor einigen Jahren der Überzeugung, daß sich diese Begabung bei jedem von uns im Laufe seines Wachstums und seiner Entwicklung so entfaltet, wie es in dieser Begabung für ihn eben angelegt sei. Man nahm an, dieses Reifen sei vor allem eine Frage der Zeit. Und in einem gewissen Alter erreiche der Mensch eben seine ihm vorgegebene Intelligenz. Und zwar so oder so, ganz gleich, was auch kommen möge.

Wir wissen heute, daß diese Annahme falsch ist, daß sie von falschen Voraussetzungen ausgeht. Wissenschaftler haben inzwischen nämlich nach umfangreichen Forschungen eine neue Ansicht über die Begabung des Menschen entwickelt. Diese neue Ansicht deckt sich mit vielen Erfahrungen aus dem Alltag, aus Familie, Schule und Beruf. Sie hat alle Aussichten, viele der noch gültigen Grundannahmen in diesen

Lebensbereichen ernsthaft in Frage zu stellen.

Unser Intelligenztraining geht von dieser neuen Sichtweise aus, in der uns der Begriff der Begabung jetzt erscheinen muß. Begabung, so werden wir künftig sagen müssen, bezeichnet nicht länger einen Vorrat verschiedenster Leistungsfähigkeiten, des Könnens schlechthin. Begabung ist vielmehr ein Vorgang. Und der beginnt mit der Geburt, eigentlich schon vor der Geburt eines Menschen. Er umfaßt die Voraussetzung seiner allgemeinen Lernfähigkeit einerseits und die im Laufe der Zeit sich ansammelnden Lernerfahrungen in seinen verschiedensten Lern- und Erlebnisbereichen andererseits. Was dabei herauskommt, das nennen wir dann die Tüchtigkeit, oder genauer, die vielen verschiedenen Tüchtigkeiten eines Menschen. Denken wir zum Beispiel an die musikalische Begabung. Aus vielen wissenschaftlichen Untersuchungen wissen wir ebenso wie aus den Erfahrungen mit Musikschülern, daß es sich hierbei nicht um etwas handeln kann, das entweder vorhanden ist (und zwar von Anfang an in ganz bestimmter und immer reifer werdender Form) oder aber nicht vorhanden ist (und dann auch niemals und unter gar keinen Umständen entfaltet werden kann). Nein, es verhält sich doch etwas komplizierter mit dieser musikalischen Begabung. Mit ganz wenigen Ausnahmen dürften alle Menschen für nahezu alle Lernbereiche, also auch für den musikalischen, eine allgemeine Lernbereitschaft in ihren Anlagen mit zur Welt bringen. Art und Umfang der musikalischen Erfahrungen während der ersten Lebensjahre des Menschen bestimmen dann die Entfaltung seiner Fähigkeiten im musikalischen Bereich. Seine Begabung entsteht in diesem ersten Lebensabschnitt sozusagen im Dialog seiner Lernbereitschaft mit den ganz bestimmten Erfahrungen oder Lernangeboten, die seine Umwelt für ihn bereithält. Viele und gut abgewogene musikalische Erfahrungen führen deshalb einfach zu einer besseren musikalischen Begabung. Wir sehen: Begabung ist das Ergebnis einer langen Kette günstiger Lernschritte.

Nun ist es aber nicht so, daß der Alltag uns im »natürlichen

Lernen« überall dort bildet, wo unser Wissensdurst und unsere Interessen angesprochen werden, kurz: überall dort, wo wir lernen, ohne es eigentlich zu beabsichtigen. So lernen wir zum Beispiel einen neuen Schlagertext ganz im Vorbeigehen. Wenigstens zehn Werbeslogans kann jeder von uns auswendig hersagen, ohne sich überhaupt zu erinnern, bei welcher Gelegenheit er sie aufgeschnappt hat. Nun, sie sind schließlich auch so gemacht, daß sie uns wie Honig eingehen. So lernen wir also stets und ständig – und werden doch nicht viel klüger dabei. Das liegt einfach daran, daß diese Lerninhalte weder aufeinander abgestimmt noch besonders sinnvoll sind. Und übrigens auch daran, daß sie nichts für uns bedeuten. Schließlich vergessen wir denn auch vieles von diesen Lerninhalten wieder. Und das ist vielleicht auch recht gut so.

● Da sieht es schon ganz anders aus bei unseren Hobbys. Was lernt doch ein Kurzwellen-Amateur alles, um in seinem Hobby vorne dran zu bleiben! Ihm kommt einerseits sein Interesse und andererseits die Logik des Sachzusammenhangs, des Gebietes, in das er sich immer mehr einspielt, sehr zu Hilfe. Für ihn spielen drei Dinge tatsächlich eine große Rolle: eben die Abstimmung der Lern-Inhalte aufeinander, ihr sinnvoller Gehalt und schließlich die Bedeutung, die sie für den Kurzwellen-Amateur haben. Und so kommt es, daß der Kurzwellen-Amateur wirklich ständig ein wenig klüger wird, wenn er sich mit seinem Hobby beschäftigt. Ihm geht es ähnlich wie dem interessierten Schüler im vernünftigen Unterricht. Er steigert tatsächlich seine Intelligenz immer und immerzu. Natürlich nur um geringe Beträge gegenüber einem kleinen Kind, das ja seine Lernstoffe mit viel größerer Intensität aufnimmt. Und das tatsächlich auch eine bedeutend größere Lernfähigkeit besitzt als der interessierteste Schüler oder der Kurzwellen-Amateur, von dem wir eben gesprochen haben. Kind, Schüler und Funk-Amateur veranschaulichen uns aber noch etwas anderes, das uns viel Mut zum Intelligenztraining gibt. Denn sie trainieren ihre Intelligenz in der Tat erfolgreich. Und die Einsichten der Intelligenz-Forscher sagen uns einstimmig, daß die Intelligenz des Menschen sich bis etwa in sein 16. Lebensjahr merklich steigert, danach aber wenig oder gar nicht mehr. Das ist ein statistisches Durchschnittsalter. Und es gibt uns nichts anderes an, als den Durchschnittswert des Schulabganges, bezogen auf eine große, repräsentative Bevölkerungsstichprobe. ●

Das besagt: Intelligenz entwickelt sich und läßt sich steigern, solange wir sie im konsequenten Lernen herausfordern. Und tatsächlich steigt die Intelligenz auch bei denjenigen über diesen Alterszeitpunkt hinaus noch an, die länger in die Schule oder danach noch auf die Universität gehen. Und danach hört es auch bei diesen wenigen mit dem Intelligenzanstieg auf, weil sich ihre Intelligenz nun mehr mit Routine als mit neuartigen Aufgaben beschäftigen muß.

Notieren Sie jetzt wieder die Uhrzeit.

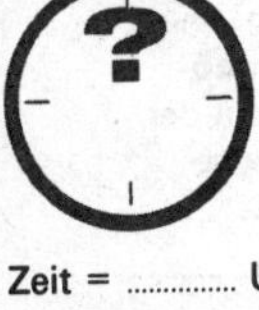

Zeit = ... Uhr

Gesamtzeit = ... Minuten

Text aus:
Werner Kirst/Ulrich Diekmeyer,
»Intelligenztraining«.
Deutsche Verlags-Anstalt. Stuttgart 1970.

Testauswertung für Test 6

Zählen Sie jetzt die Anzahl Ihrer Symbole aus einer Stichprobe des Textes. Die Stichprobe beginnt bei der Zeile mit dem schwarzen Punkt »Da sieht es schon . . .« und endet mit ». . . repräsentative Bevölkerungsstichprobe«.
Zählen Sie die Anzahl Ihrer Symbole in diesem Text. Gültig ist natürlich nur das richtige Symbol unter dem richtigen Buchstaben.

△	=	Stück
○	=	Stück
+.	=	Stück
..	=	Stück
□	=	Stück
Summe	=	Stück

Die richtige Gesamtsumme ist 555 Stück. Die Differenz zu Ihrem Ergebnis ergibt die Anzahl Ihrer Fehlerpunkte.
Wenn Sie also insgesamt nur 535 Symbole gezählt haben, notieren Sie sich 20 Fehlerpunkte.

Fehlerpunkte

Die Gesamtzeit haben Sie bereits auf der vorhergehenden Seite notiert. Die Anzahl Ihrer Minuten ist die Zahl Ihrer Zeitpunkte. Wenn Sie für den Test 40 Minuten benötigt haben, notieren Sie sich also 40 Zeitpunkte.

Zeitpunkte

Zählen Sie jetzt die Fehlerpunkte und die Zeitpunkte zusammen. Die Summe ergibt Ihre Punktzahl bei Test 6.

Gesamtpunktzahl

In der Bewertungstabelle für Test 6 (Seite 144) können Sie unter Ihrer Punktzahl (je nach Altersgruppe) nachsehen, wie gut Ihr Konzentrationsvermögen ist und wieviel Prozent der Vergleichspersonen genauso gut, besser oder schlechter sind als Sie.

TEST 7

Besitzen Sie technisches Verständnis?

Der Psychologische Dienst der Arbeitsämter benützt sehr gute Tests zur Prüfung des technischen Verständnisses. Man muß zum Beispiel den Mechanismus einer Maschine in zehn Minuten auseinandernehmen und wieder zusammensetzen oder ein Hammerwerk, aus Riemenscheiben und Zahnrädern bestehend, auf einem Brett so montieren, daß es funktioniert. Praktische Aufgaben dieser Art eignen sich sehr gut, um das Verständnis für mechanisch-technische Zusammenhänge zu prüfen. Leider können solche Aufgaben in einem Buch nicht gegeben werden.

Unser Test stellt deshalb mehr von der theoretischen Seite Anforderungen an Ihren Technikerverstand.

Testanweisung

Jede Aufgabe zeigt einen mechanischen, technischen oder physikalischen Vorgang. Kreuzen Sie von mehreren vorgeschlagenen Lösungen die an, die Sie für richtig halten.

Wenn Ihnen eine Aufgabe zu schwer ist, gehen Sie einfach zur nächsten Aufgabe über. Das ist besser, als nur zu raten.

Sie haben für sämtliche Aufgaben 26 Minuten Zeit.

TECHNISCHES VERSTÄNDNIS?

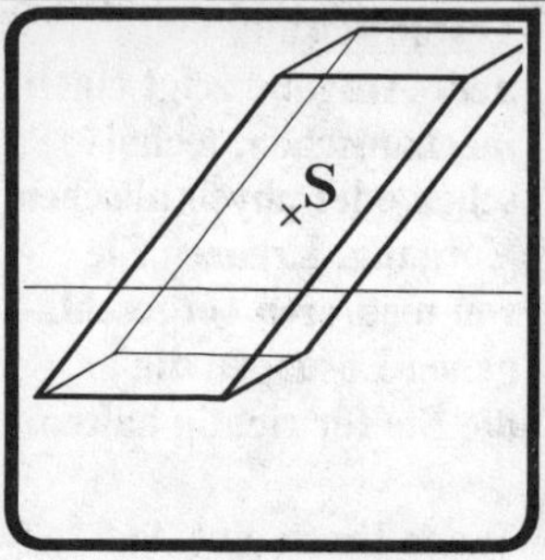

1 **Der Glaskörper steht auf einer waagerechten Unterlage. Sein Schwerpunkt ist mit einem Kreuz eingezeichnet. Kippt der Körper um?**

a ja
b nein

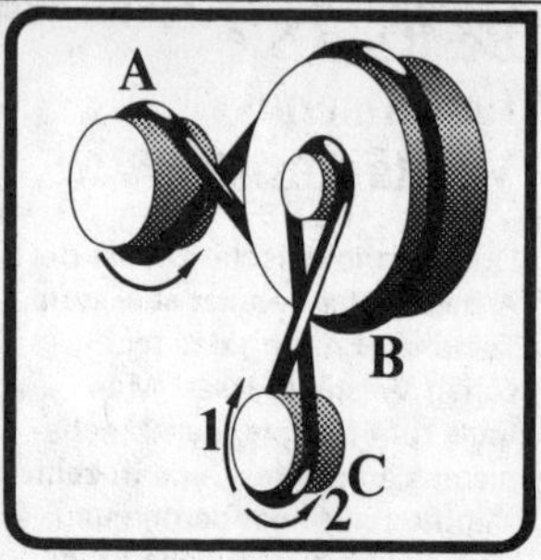

2 **Die drei Rollen sind durch Treibriemen kreuzweise miteinander verbunden. Rolle A bewegt sich in Pfeilrichtung. In welche Richtung dreht sich Rolle C?**

a in Richtung 1
b in Richtung 2

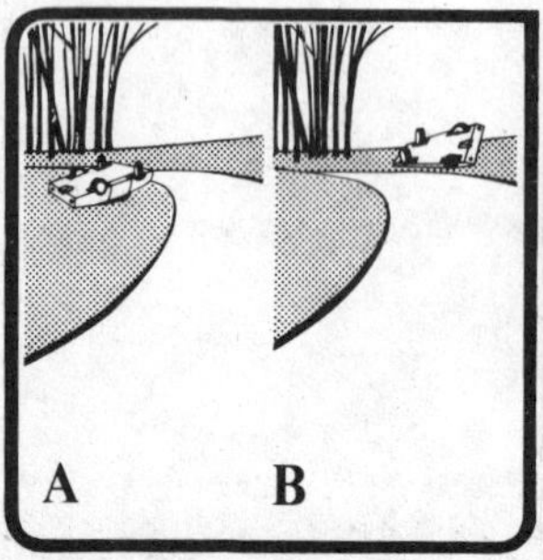

3 **Welches Bild ist bei einem Autounglück wahrscheinlicher?**

a A
b B

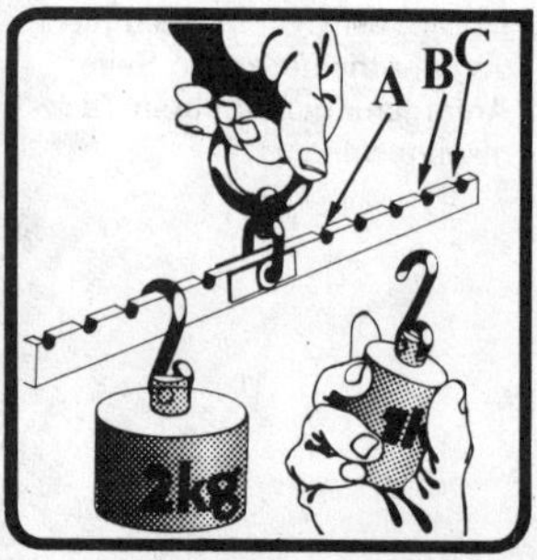

4 **Wo sollte das 1-Kilogramm-Gewicht aufgehängt werden, damit der Stab waagerecht im Gleichgewicht bleibt?**

a bei A
b bei B
c bei C

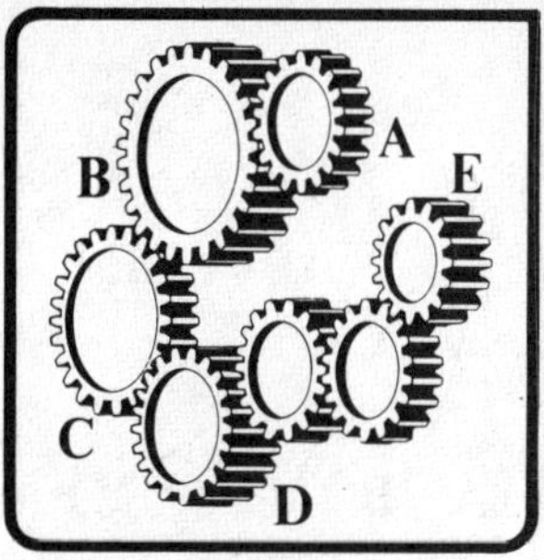

5 **Welches Zahnrad macht die meisten Umdrehungen?**

a E
b D
c C
d B
e A
f alle drehen sich gleich schnell

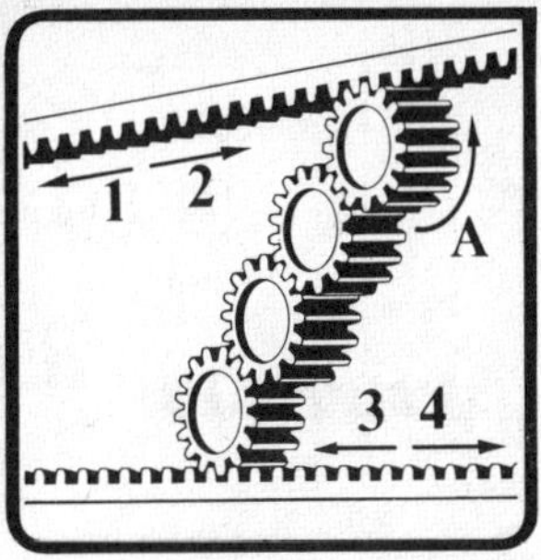

6 **Zahnrad A dreht sich in die eingezeichnete Richtung. In welche Richtung bewegen sich dann die beiden Zahnstangen?**

a Richtung 1 und 3
b Richtung 2 und 4
c Richtung 1 und 4
d es kann sich nichts verschieben

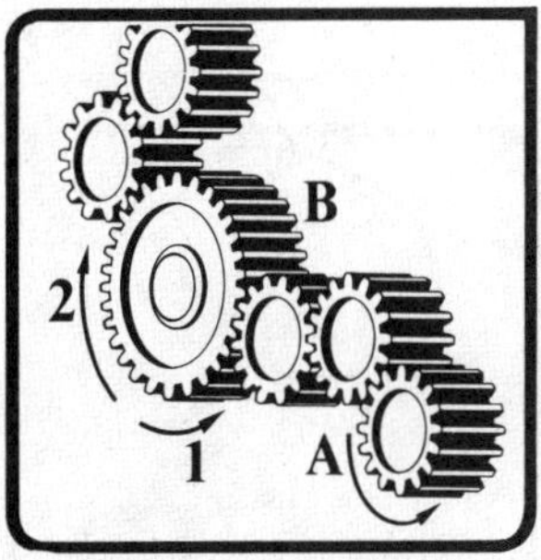

7 **Die sechs Zahnräder sollen sich drehen. Zahnrad A dreht sich in Pfeilrichtung. In welche Richtung dreht sich dann Zahnrad B?**

a in Richtung 1
b in Richtung 2
c die Zahnräder können sich nicht bewegen

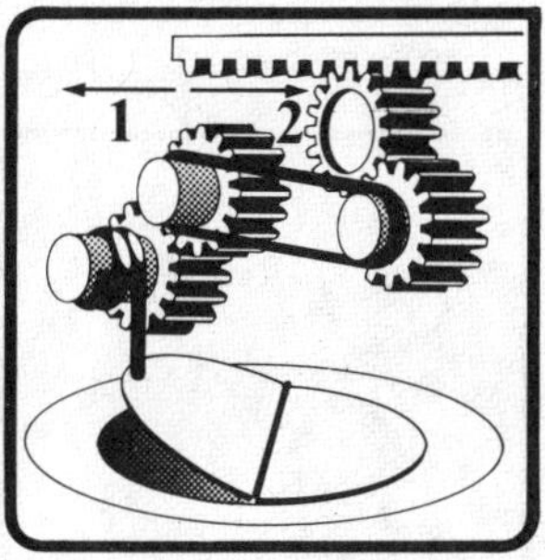

8 **Die Klappe (unten) soll sich schließen. In welche Richtung muß dann die Zahnstange (oben) bewegt werden?**

a in Richtung 1
b in Richtung 2
c die Klappe kann sich nicht schließen

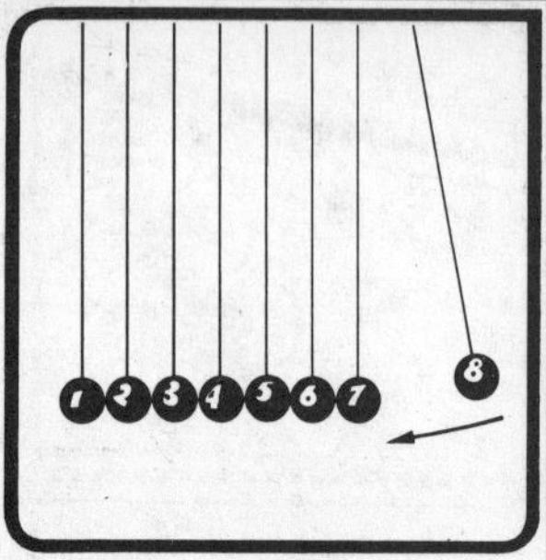

9 **Acht Stahlkugeln hängen in einer Reihe und berühren sich. Was geschieht, wenn die achte Kugel auf die siebte aufprallt?**

a alle Kugeln schwingen nach links
b Kugel 1 bewegt sich nach links
c die sieben Kugeln bewegen sich nicht, nur die achte prallt zurück (nach rechts)

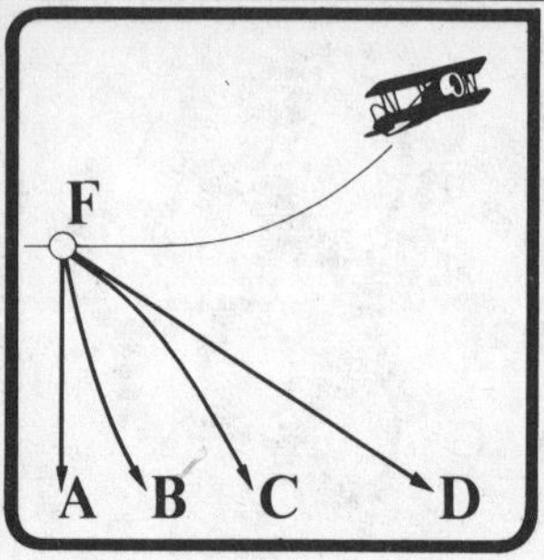

10 **In welche Richtung fällt eine Bombe, die bei F ausgeklinkt wurde?**

a in Richtung A
b in Richtung B
c in Richtung C
d in Richtung D

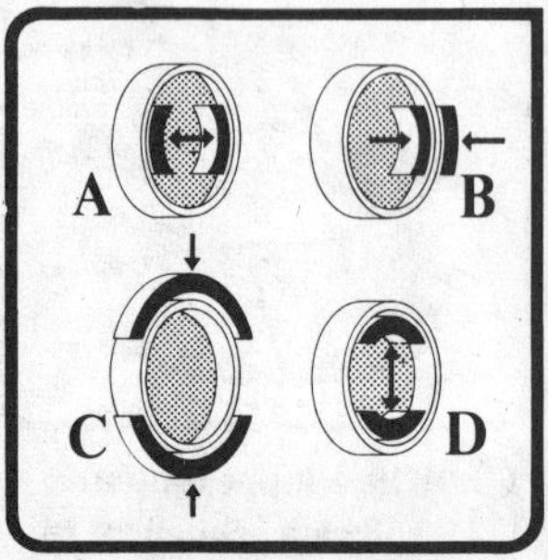

11 **Welche Bremsbacken bremsen vier gleichgroße Metallräder, die sich mit gleicher Geschwindigkeit drehen, am schnellsten ab?**

a A
b B
c C
d D

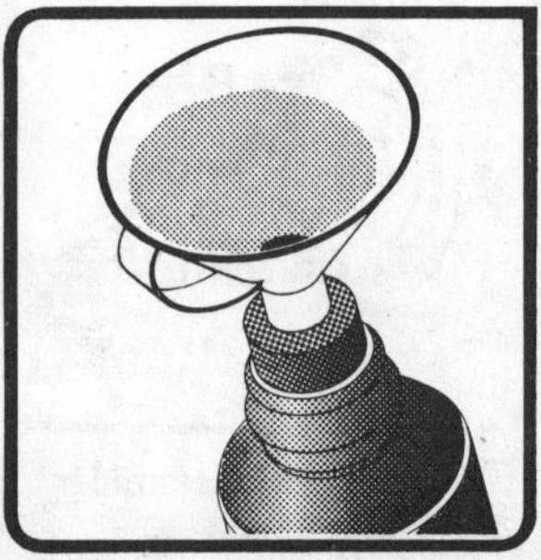

12 **In eine leere Flasche wird ein Trichter geschoben, der am Korken luftdicht abschließt. Fließt das abgebildete Wasser in die Flasche?**

a ja
b nein

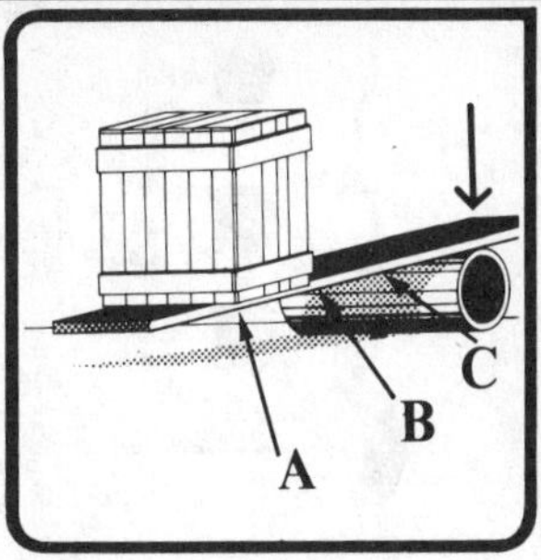

13 **Eine Holzkiste soll mit Hilfe eines Brettes und einer Rolle möglichst hoch gehoben werden. Wo muß die Rolle untergeschoben werden, damit die Kiste die größte Höhe erreicht?**

a bei A
b bei B
c bei C
d die Höhe bleibt immer gleich

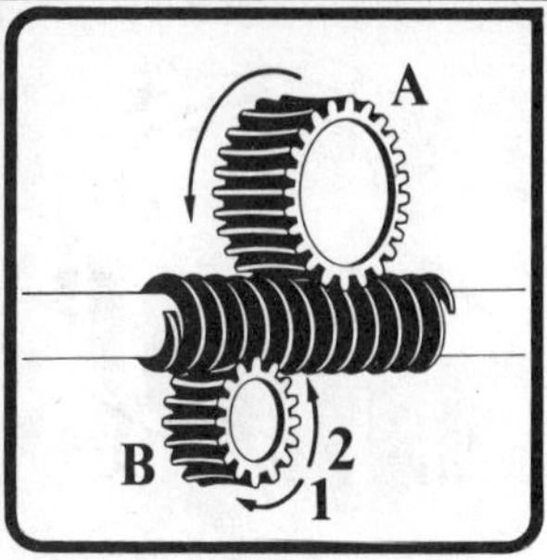

14 **Die beiden Zahnräder sind durch eine Schnecke verbunden. Wenn A in Pfeilrichtung gedreht wird, in welche Richtung dreht sich dann B?**

a in Richtung 1
b in Richtung 2
c dreht sich nicht

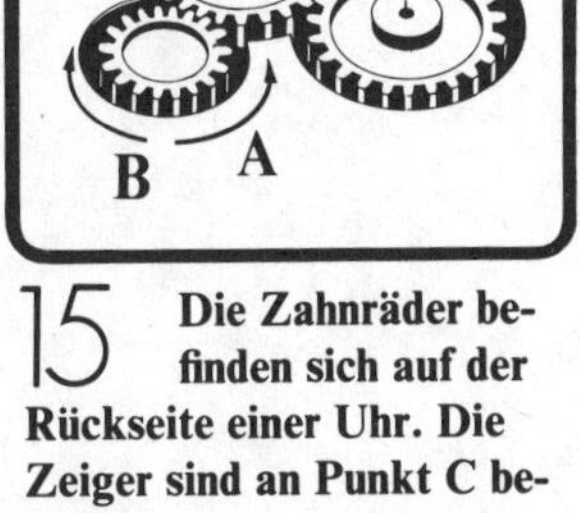

15 **Die Zahnräder befinden sich auf der Rückseite einer Uhr. Die Zeiger sind an Punkt C befestigt. In welche Richtung muß sich das kleine Rad drehen, damit die Uhrzeiger richtig laufen?**

a in Richtung A
b in Richtung B
c das hat nichts mit der Richtung des Zeigers zu tun

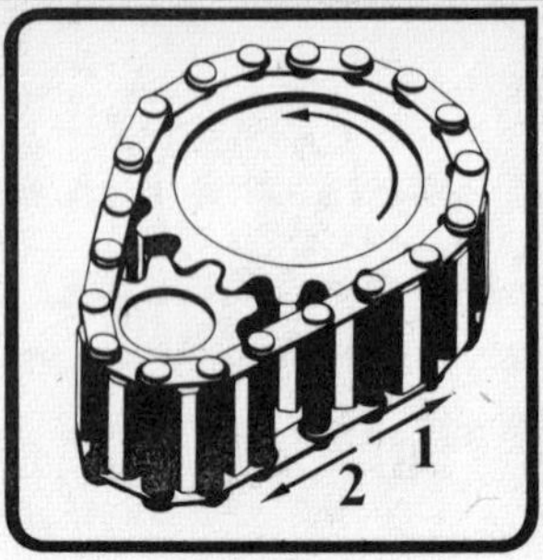

16 Über die beiden Zahnräder ist eine Treibkette gelegt. In welche Richtung bewegt sich die Kette, wenn das große Rad in Pfeilrichtung gedreht wird?

- a in Richtung 1
- b in Richtung 2
- c kann sich überhaupt nicht drehen

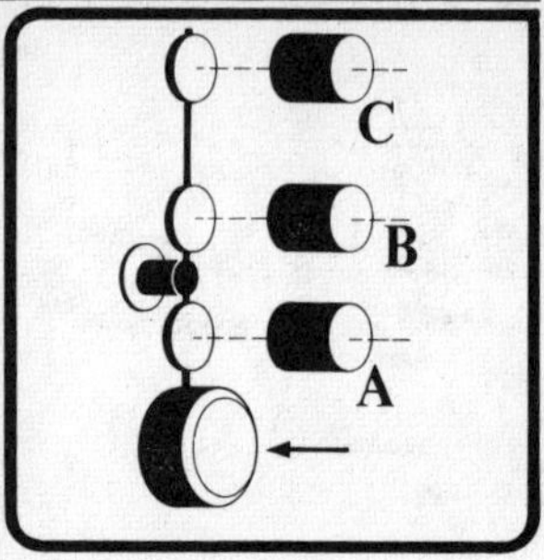

17 Das Pendel soll nach links angestoßen werden. Wo müßte das Gewicht angebracht werden, damit es am weitesten ausschlägt?

- a Gewicht bei C
- b Gewicht bei B
- c Gewicht bei A
- d die Gewichte haben keinen Einfluß

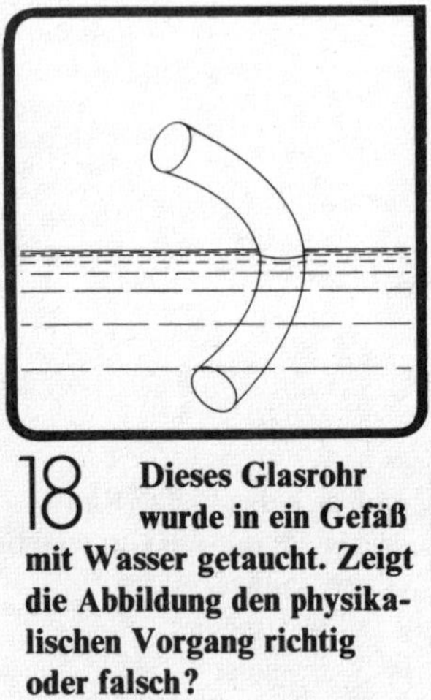

18 Dieses Glasrohr wurde in ein Gefäß mit Wasser getaucht. Zeigt die Abbildung den physikalischen Vorgang richtig oder falsch?

- a richtig
- b falsch

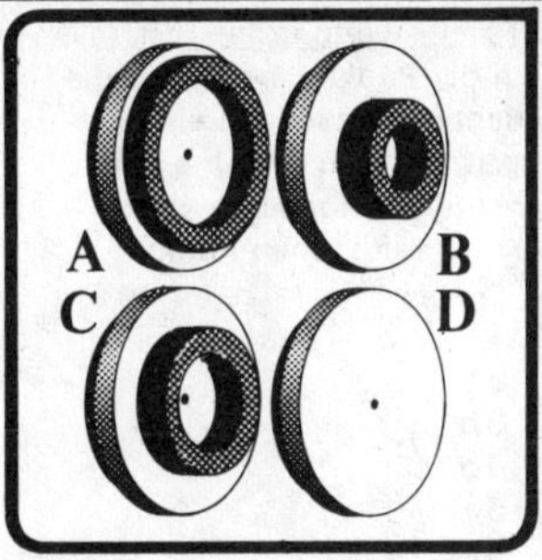

19 **Diese vier Räder werden von einem Elektromotor gleich schnell angetrieben. Welches Rad läuft nach Abschalten des Motors am längsten aus? Die schwarzen Gewichte (Ringe) wiegen jeweils zwei Kilogramm.**

a A
b B
c C
d D
e die vier Räder laufen gleich schnell aus

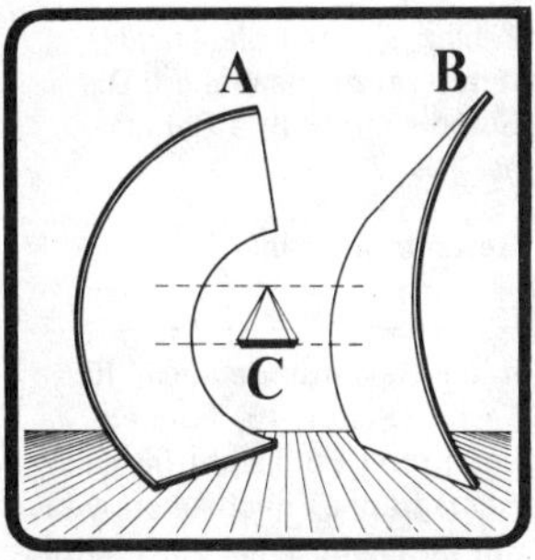

21 **A ist ein konkaver Spiegel, und B ist ein konvexer Spiegel. Wie spiegelt sich die Pyramide C in A und B?**

a in A mit der Spitze nach unten, in B mit der breiten Seite nach unten
b in A mit der breiten Seite nach unten, in B mit der Spitze nach unten
c in A und B mit der Spitze nach unten
d in A und B mit der breiten Seite nach unten

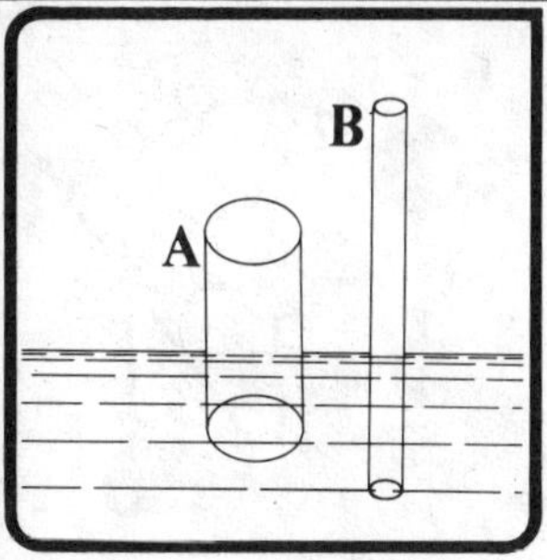

20 **Zwei Glasrohre mit verschiedenem Durchmesser werden in einen Wasserbehälter getaucht. Wo liegt der Wasserspiegel in beiden Rohren?**

a bei A und B gleich hoch
b bei A höher als bei B
c bei B höher als bei A

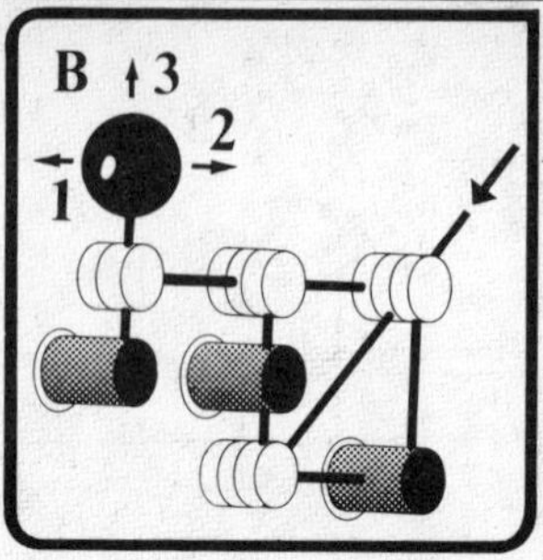

22 Das abgebildete Gestänge ist fest (●) oder lose (○) gelagert. Wenn das Gestänge in Pfeilrichtung bewegt wird, in welche Richtung wandert dann B?

a 1
b 2
c 3
d kann sich nicht bewegen

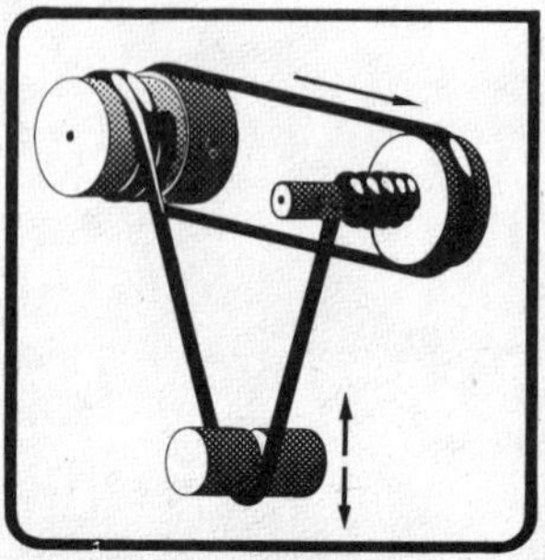

23 Die beiden Räder werden durch einen Treibriemen nach rechts gedreht. In welche Richtung dreht sich das aufgehängte Gewicht?

a abwärts
b aufwärts
c bleibt stehen

Testauswertung für Test 7

In der Punktetabelle sind die richtigen Lösungen eingetragen. Kreuzen Sie bitte jede richtige Aufgabe an. Jedes Kreuz zählt einen Punkt.

1 a
2 b
3 b
4 b
5 a
6 a
7 b
8 b
9 b
10 c
11 c
12 b
13 c
14 c
15 a
16 c
17 a
18 b
19 a
20 c
21 a
22 d
23 a

Zählen Sie jetzt die Anzahl Ihrer Kreuze zusammen. Die Summe ergibt Ihre Punktzahl bei Test 7.

Gesamtpunktzahl

In der Bewertungstabelle für Test 7 (Seite 145) können Sie unter Ihrer Punktzahl (je nach Altersgruppe) nachsehen, wie gut Ihr technisches Verständnis ist und wieviel Prozent der Vergleichspersonen genauso gut, besser oder schlechter sind als Sie.

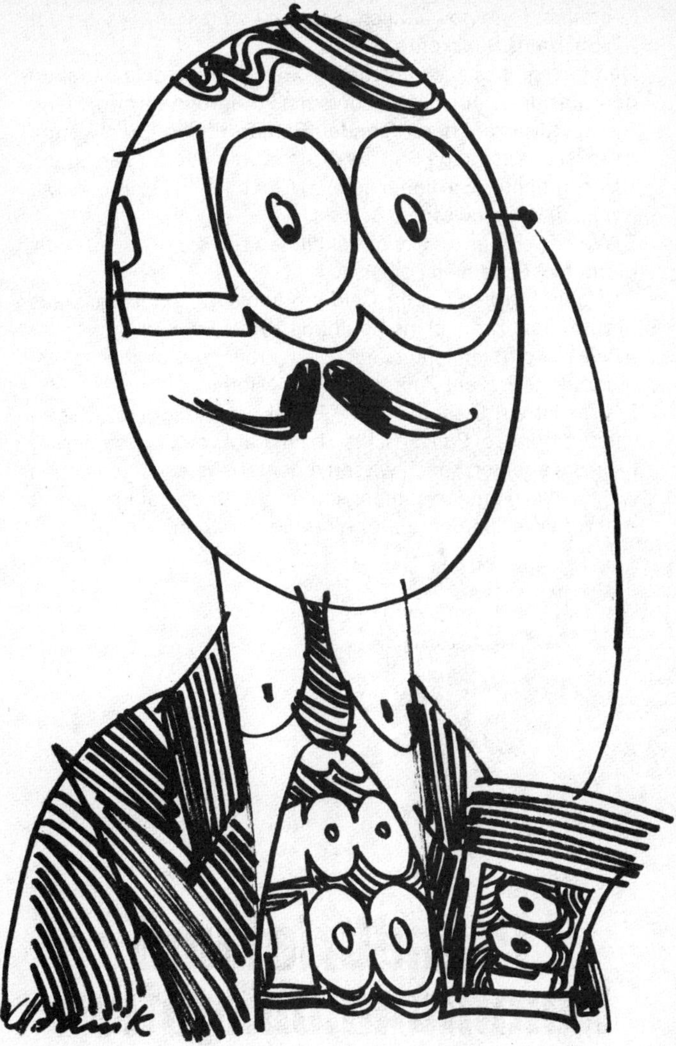

Die Begabung zur Bildung von Vermögen…

TEST 8

Wie gut können Sie rechnen?

Überdurchschnittliches Rechentalent wird vor allem bei kaufmännischen und technischen Berufen verlangt. Der folgende Test prüft

- rechnerische Intelligenz,
- praktisches Rechnen und
- die Fähigkeit zur Überschlagsrechnung.

Auch wenn Sie ungern rechnen, sollten Sie den Rechentest machen. In der Auswertung erfahren Sie eventuell, daß Sie im Vergleich zu Ihrer Altersgruppe gar nicht so schlecht abschneiden, wie Sie vielleicht befürchten.

Testanweisung (Teil 1)
In den folgenden elf Kreisen sind Zahlen nach einer bestimmten Regel aufgereiht. Sie sollen die Regeln herausfinden und dann die fehlende Zahl ergänzen. Wie beim Beispiel beginnen die Zahlenreihen immer links (dickerer Strich) und laufen dann im Uhrzeigersinn nach rechts.

Die Regel ist beim Beispiel: + 2, + 4, + 8, + 16, + 32 (die nächstfolgende Ziffer verdoppelt sich immer). Deshalb muß die Zahl 64 in das leere Feld geschrieben werden. Nach solchen und ähnlichen Regeln sind auch die anderen Zahlenreihen aufgebaut.

Sie haben für die Aufgaben 1 bis 11 insgesamt 20 Minuten Zeit.

RECHENTALENT?

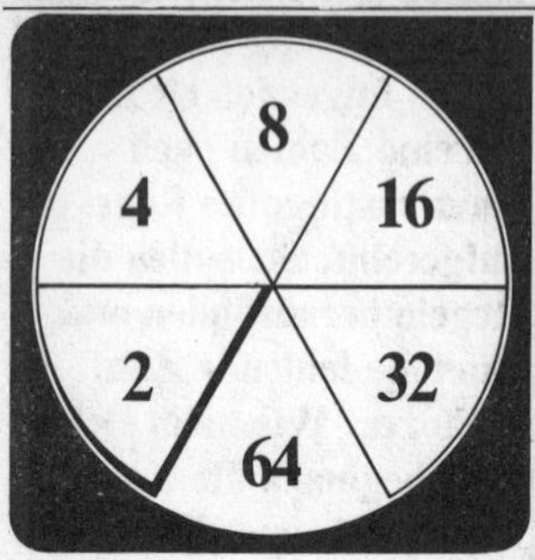

Beispiel

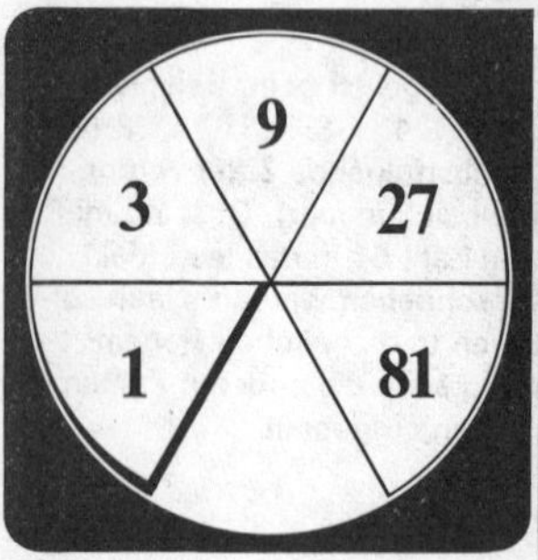

1

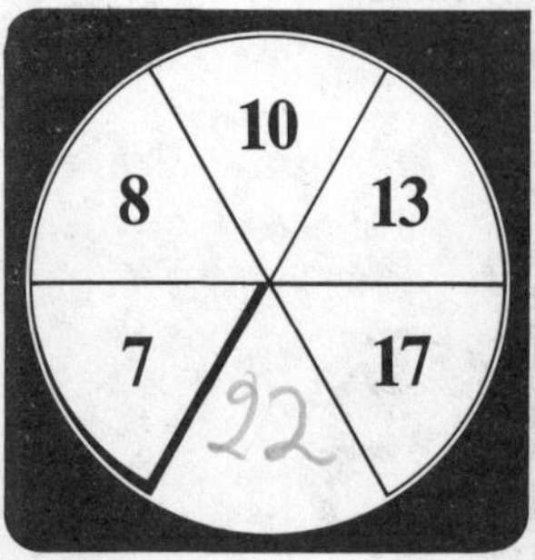

2

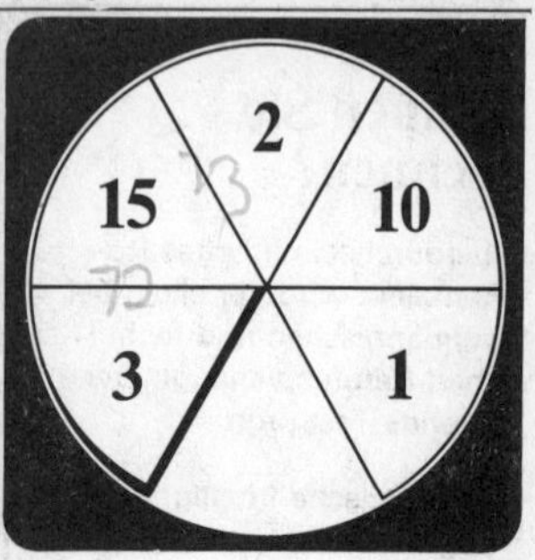

3

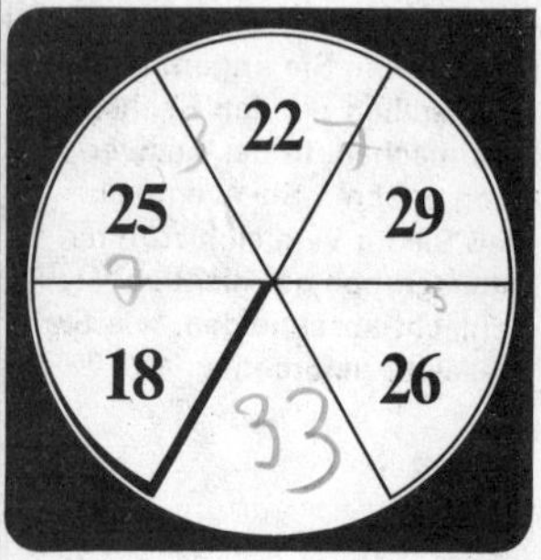

4

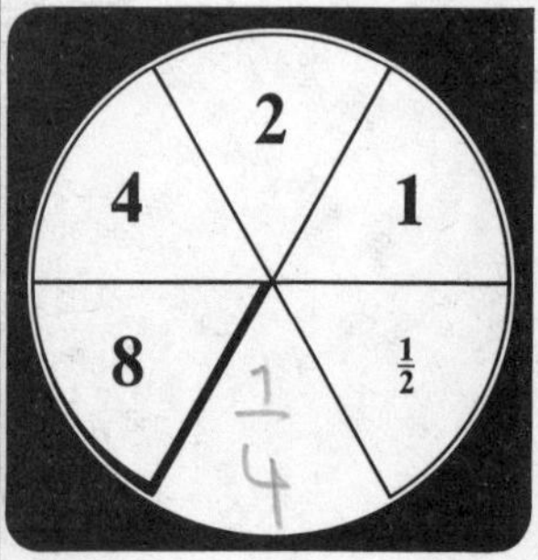

5

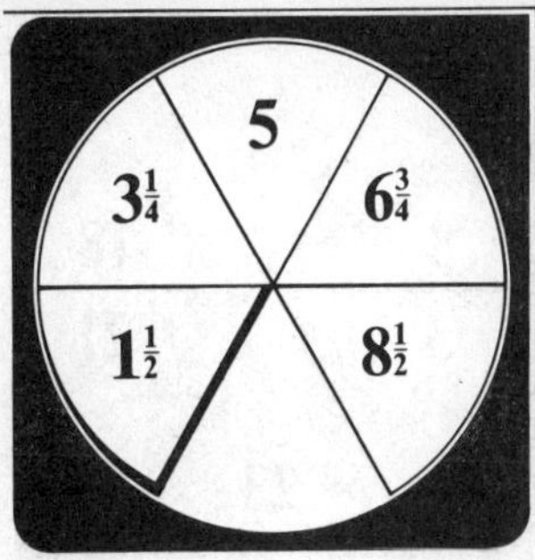
5
$3\frac{1}{4}$
$6\frac{3}{4}$
$1\frac{1}{2}$
$8\frac{1}{2}$

6

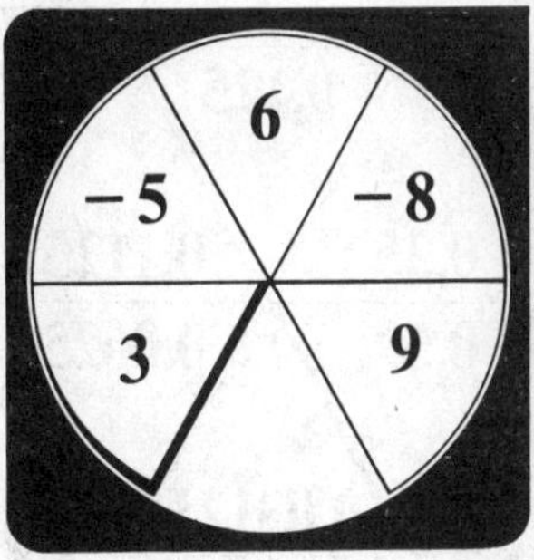
6
−5
−8
3
9

7

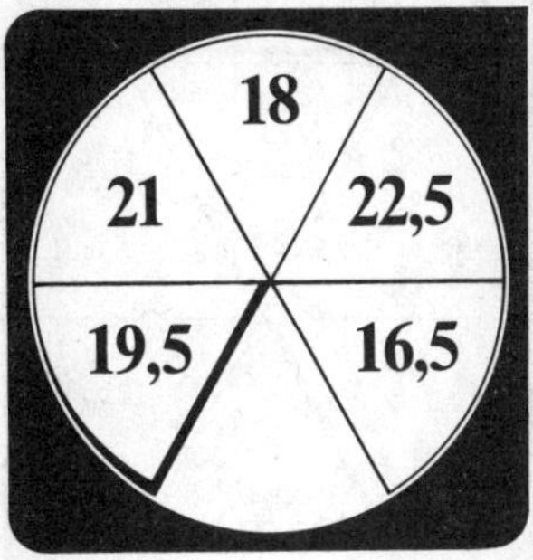
18
21
22,5
19,5
16,5

8

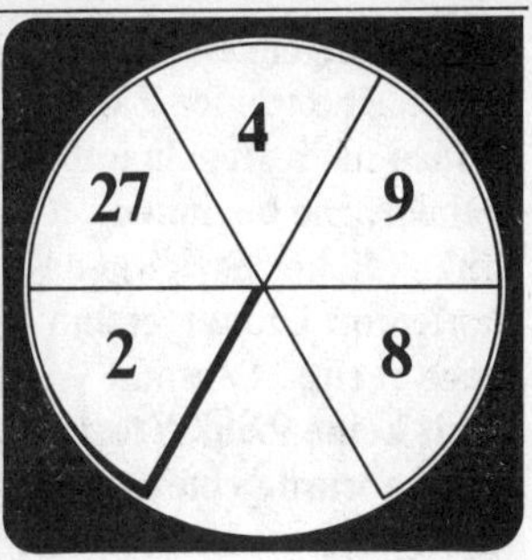
4
27
9
2
8

9

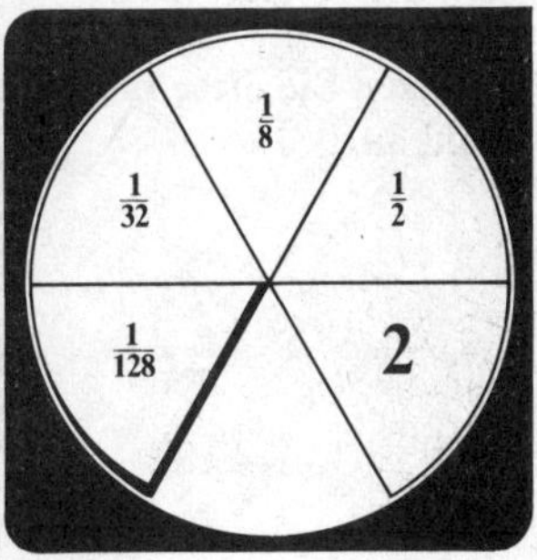
$\frac{1}{8}$
$\frac{1}{32}$
$\frac{1}{2}$
$\frac{1}{128}$
2

10

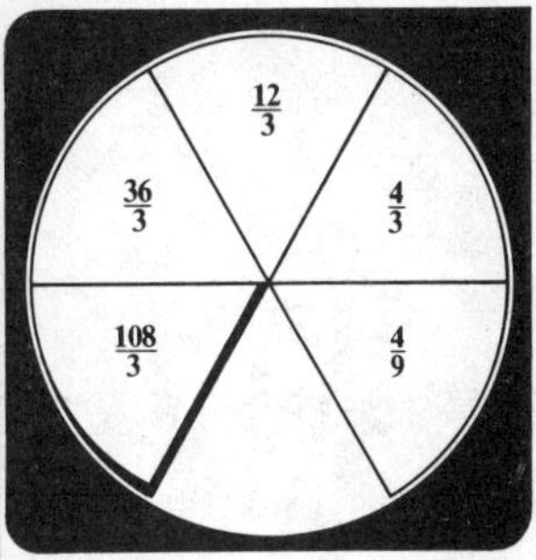
$\frac{12}{3}$
$\frac{36}{3}$
$\frac{4}{3}$
$\frac{108}{3}$
$\frac{4}{9}$

11

RECHENTALENT?

In den folgenden Vierecken sind wieder Zahlenreihen nach Regeln aufgebaut. Sie beginnen links (dicker Strich) und laufen im Uhrzeigersinn nach rechts. Diesmal fehlt keine Zahl. Statt dessen wurde eine falsche Zahl eingeschoben. Wenn die falsche Zahl wegfällt, stimmt die Gesetzmäßigkeit der Reihe wieder.

Kreuzen Sie diese falsche Zahl an.

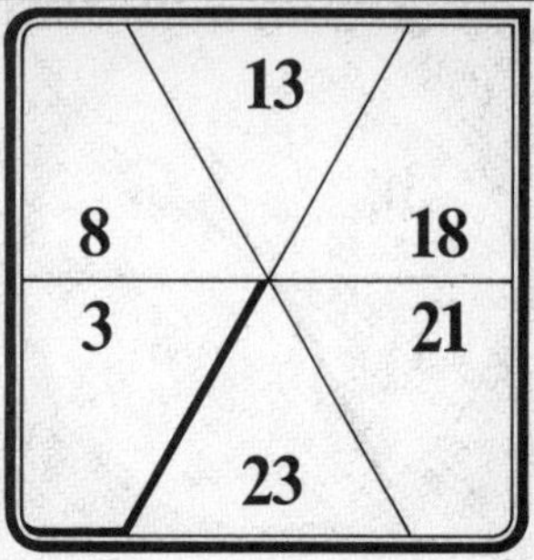

12

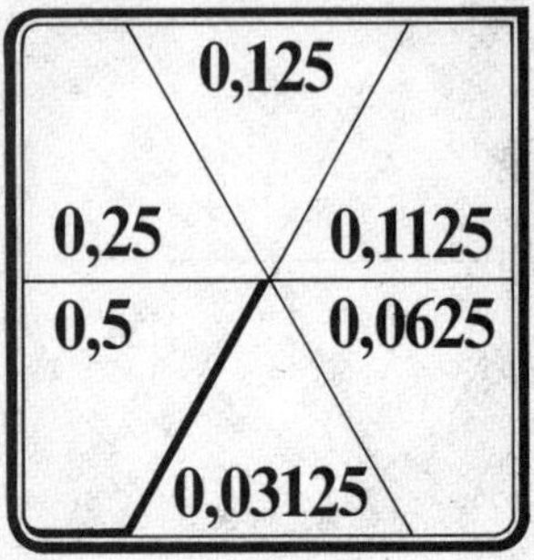

13

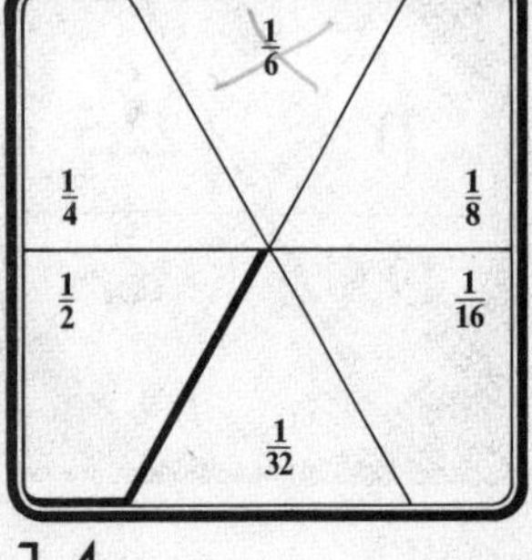

14

Sie haben 20 Minuten Zeit.

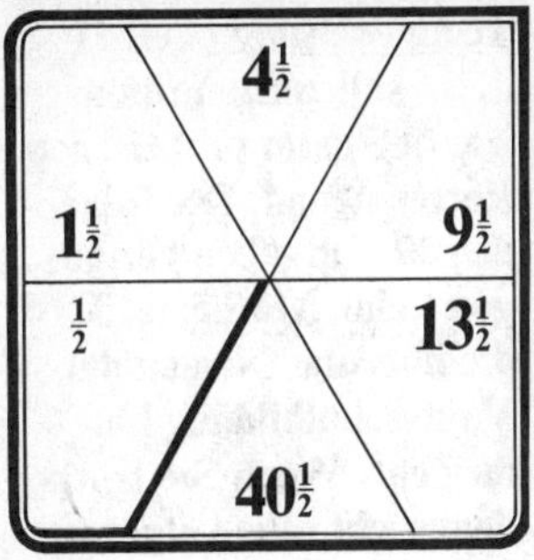
$4\frac{1}{2}$
$1\frac{1}{2}$
$9\frac{1}{2}$
$\frac{1}{2}$
$13\frac{1}{2}$
$40\frac{1}{2}$

15

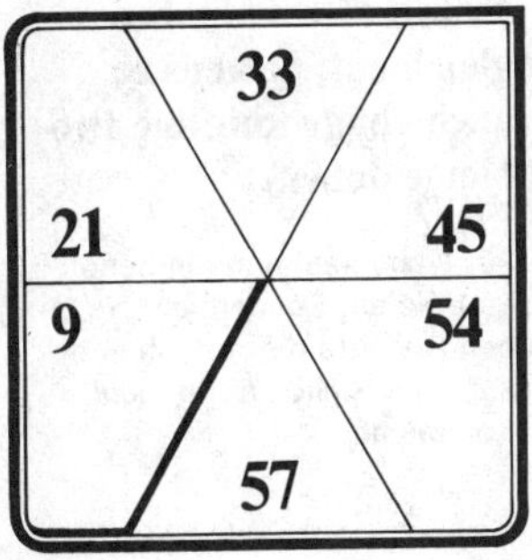
33
21
45
9
54
57

16

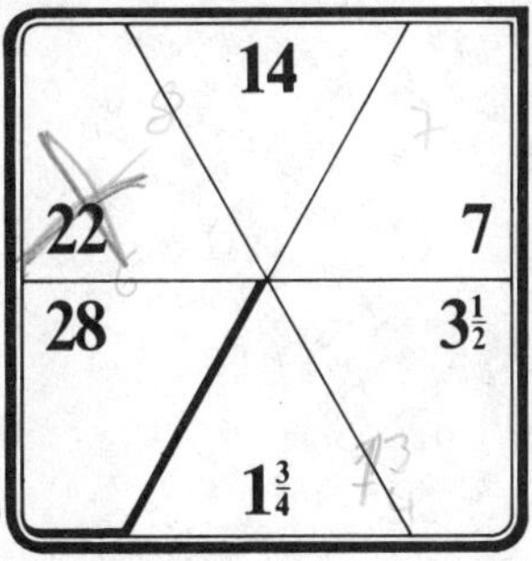
14
22
7
28
$3\frac{1}{2}$
$1\frac{3}{4}$

17

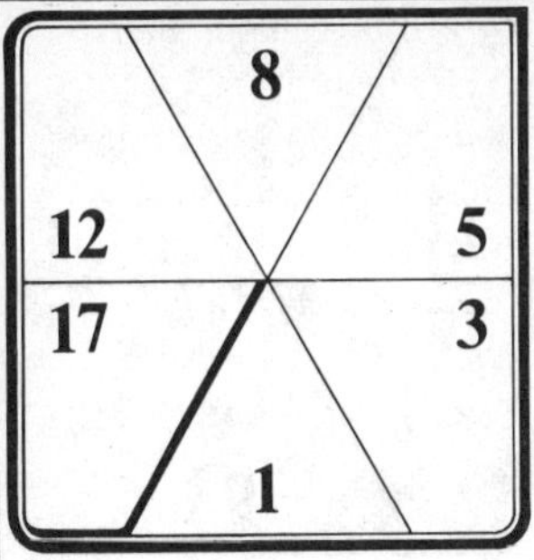
8
12
5
17
3
1

18

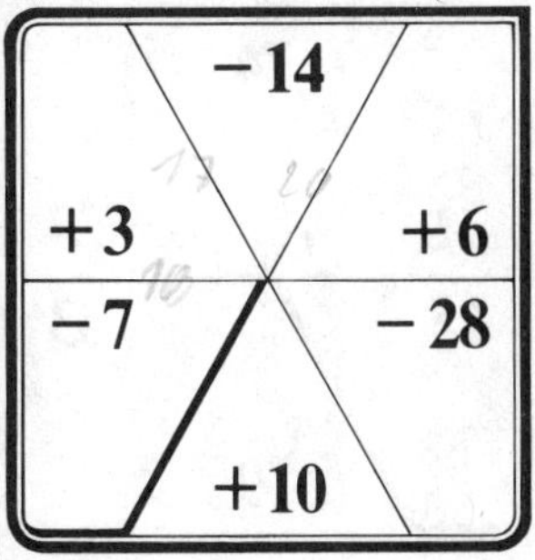
−14
+3
+6
−7
−28
+10

19

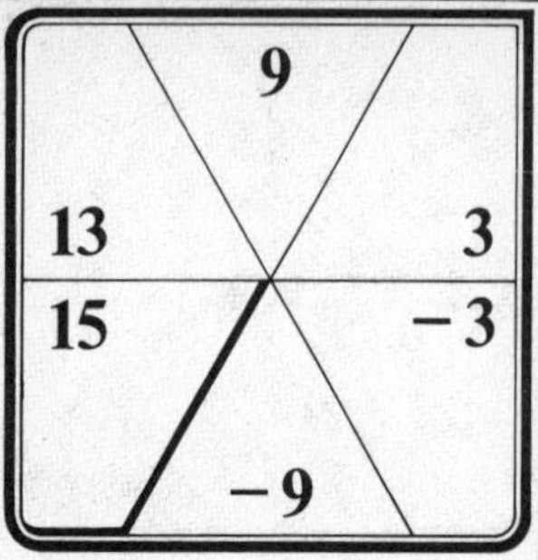

20

Testanweisung (Teil 2)
Jetzt sollen Sie prüfen, wie fit Sie im praktischen Rechnen sind. Die folgenden 17 Aufgaben verlangen keine Mathematik, die über das Niveau der Volksschulbildung hinausgeht. Wenn Sie trotzdem nicht alle Aufgaben lösen können, sollten Sie sich nicht ärgern. Nur ein geringer Prozentsatz schafft alle Aufgaben gleich gut, denn es sind auch einige knifflige Probleme dabei.

Für Nebenrechnungen benötigen Sie ein Sonderblatt. Rechnen Sie bitte die Aufgaben bis auf zwei Stellen hinter dem Komma aus.

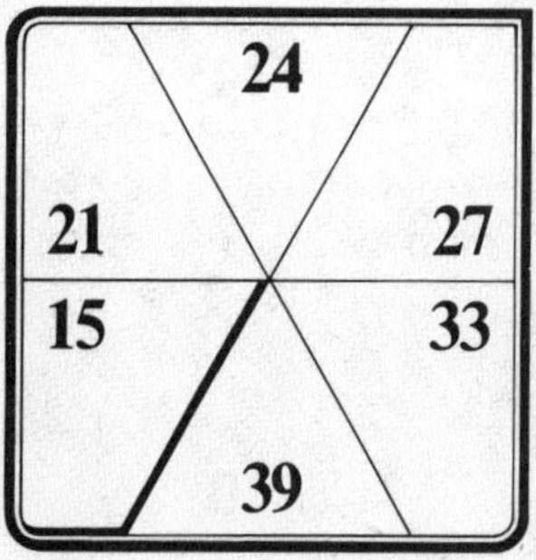

21

Sie haben für die folgenden 17 Aufgaben genau 60 Minuten Zeit.

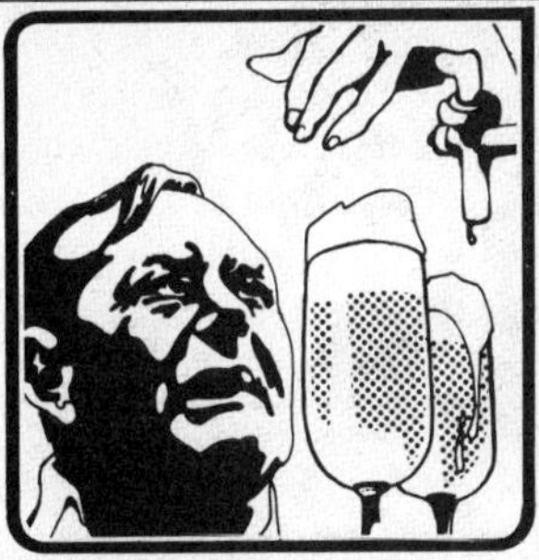

1 Ein Wirt zapft an drei Tagen folgende Biermengen: 3 l, 4,6 l und 9,2 l. Für ein Glas (= 0,2 l) berechnet er 0,55 DM. Wieviel Geld hat er anschließend in seiner Bierkasse, wenn sie vorher leer war?

Lösung ....

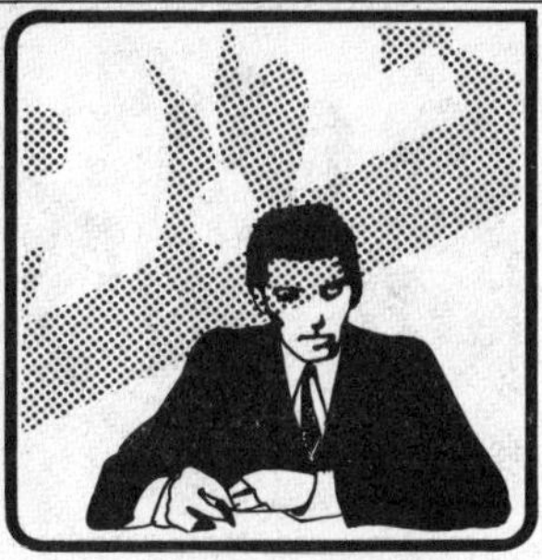

2 Ein Mann teilt eine Zahl durch 3,4 und erhält das Ergebnis 9,2. Wie heißt diese Zahl?

Lösung ....

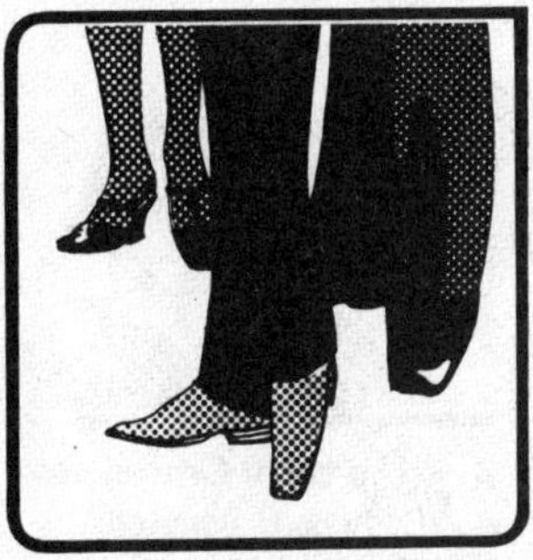

3 Der Chef ist dreimal so alt wie der Lehrling und doppelt so alt wie seine Sekretärin. Sie sind zusammen 88 Jahre alt. Wie alt ist jeder einzelne?

Chef ....

Sekretärin ....

Lehrling ....

RECHENTALENT?

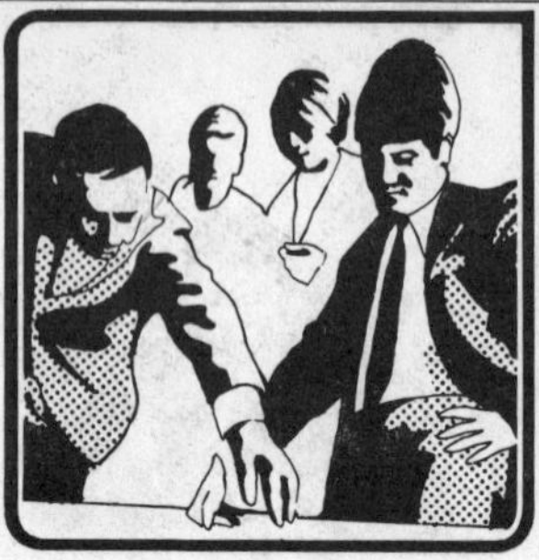

4 **Ein Geldbetrag wird unter vier Personen so verteilt, daß Person A $^1/_4$, Person B $^1/_5$, Person C $^3/_{10}$ und Person D den Rest, nämlich 2500 DM, erhält. Wieviel Geld bekommt jeder?**

A ....

B ....

C ....

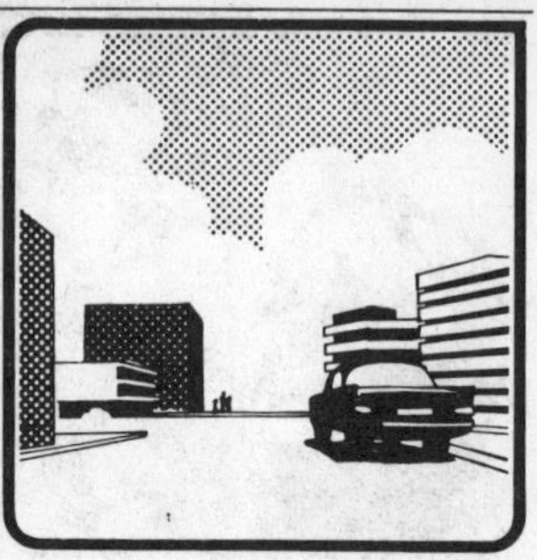

5 **Ein rechteckiges Baugrundstück ist 2193 m² groß. Die Straßenfront ist 51 m lang. Wie breit ist das Grundstück?**

Lösung ....

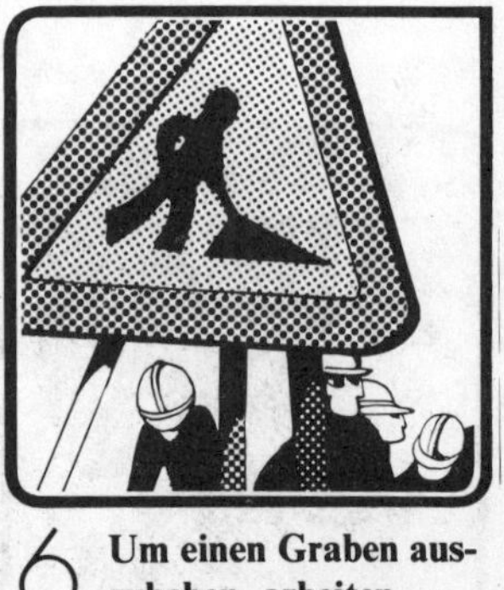

6 **Um einen Graben auszuheben, arbeiten 50 Arbeiter 142 Tage. Wie lange benötigen 30 Arbeiter für denselben Graben?**

Lösung ....

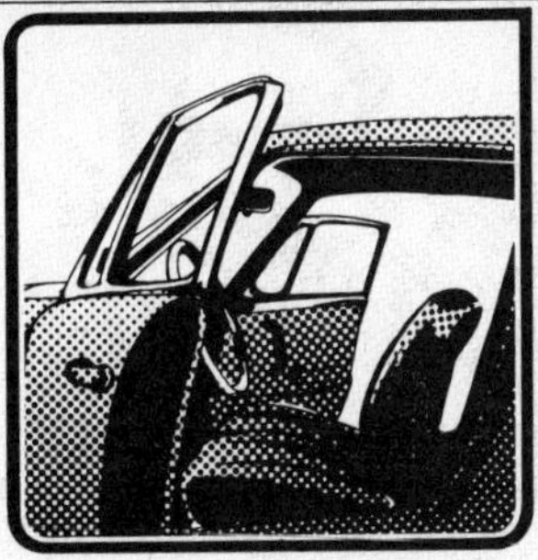

7 Das auslaufende Modell eines Autos wird um 825 DM billiger verkauft. Das sind 18 Prozent des bisherigen Verkaufspreises. Wie hoch war der alte und wie hoch ist der neue Preis?

Lösung ....

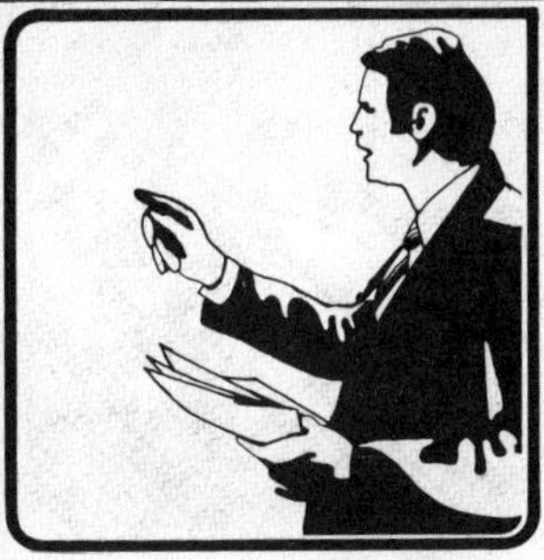

8 Ein Lehrer multipliziert die Hälfte einer Zahl mit ihrem dritten Teil und erhält als Ergebnis die Zahl 24. Er fragt seine Schüler: »Wie heißt die Zahl?« – Wissen Sie es?

Lösung ....

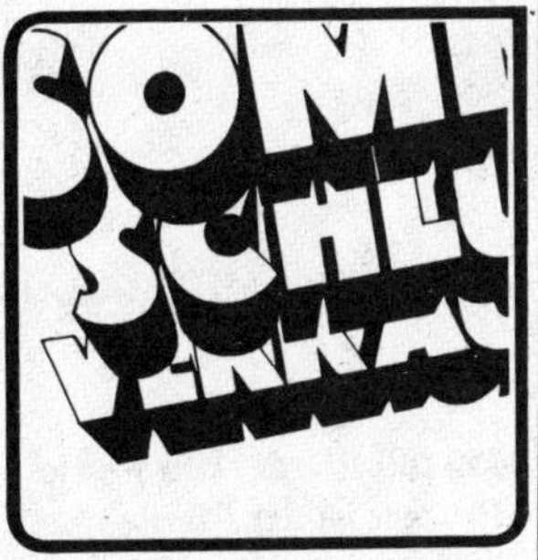

9 Ein Warenhaus bietet im Sommerschlußverkauf für einen Büstenhalter einen Preisnachlaß von 10,30 DM auf 8,90 DM. Um wieviel Prozent ist der Büstenhalter jetzt billiger?

Lösung ....

RECHENTALENT?

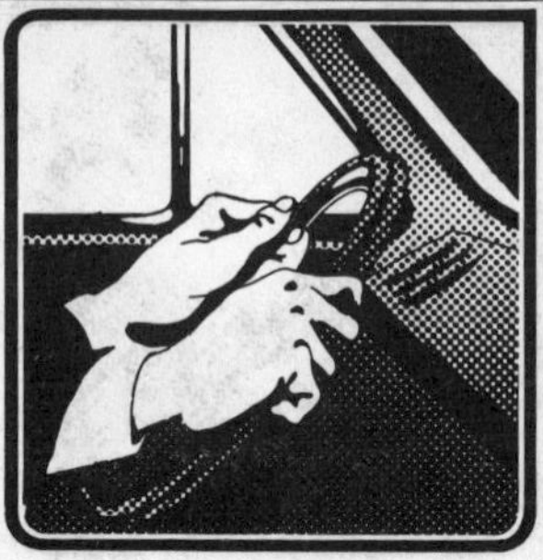

10 **Die Reaktionszeit eines Autofahrers beträgt 1 Sekunde. Er fährt mit einer Geschwindigkeit von 96 Kilometern in der Stunde. Wieviel Meter fährt das Auto beim Auftauchen einer gefährlichen Situation, bevor der Fahrer bremst?**

Lösung ....

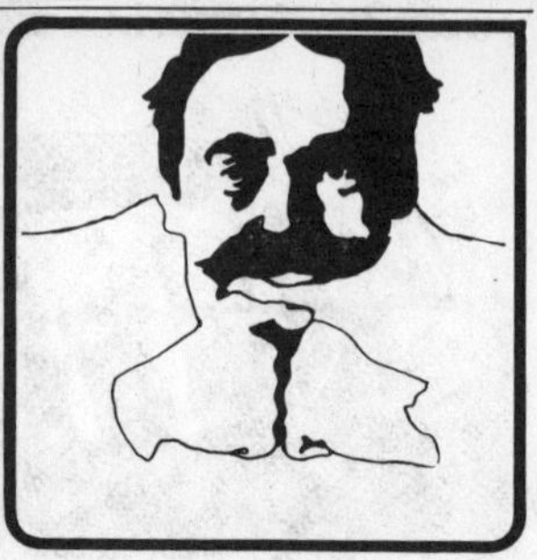

11 **Ein Bauer erntet durchschnittlich 37750 Kilogramm Zuckerrüben auf einem Hektar Akkerland. Wieviel Rohzucker ergibt die Ernte, wenn die Rüben einen Zuckergehalt von 15,5 Prozent haben?**

Lösung ....

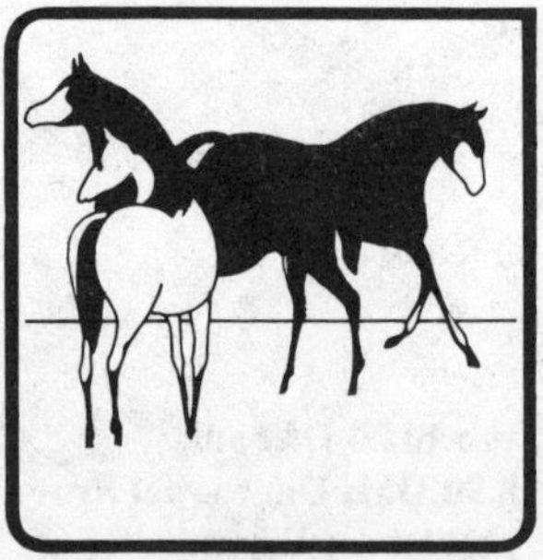

12 **Im Jahre 1950 gab es in Deutschland 1570400 Pferde. 1967 gibt es dagegen nur noch 283200 Pferde. Um wieviel Prozent ist der Pferdebestand gesunken?**

Lösung ....

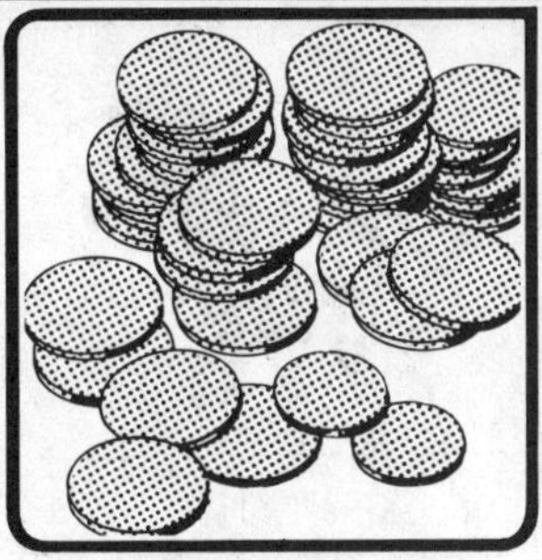

13 **Der fünfte Teil eines Geldbetrages ist um 3 größer als sein sechster Teil. Wie hoch ist der Geldbetrag?**

Lösung ....

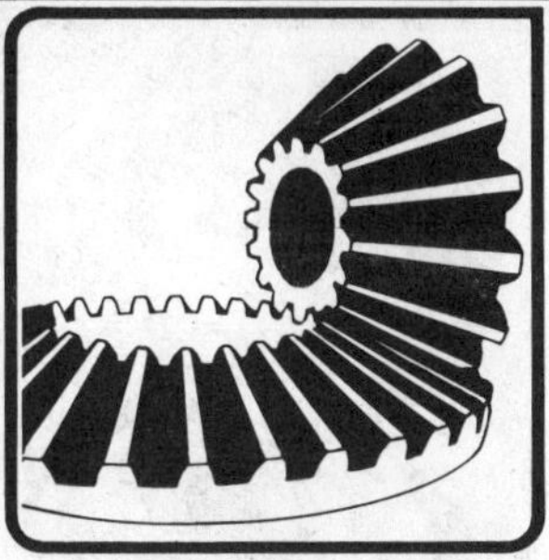

14 **Das Übersetzungsverhältnis von zwei Zahnrädern (Z 1 : Z 2) beträgt 3 : 5. Zahnrad Z 1 macht 225 Umdrehungen in der Minute. Wieviel Umdrehungen macht Zahnrad Z 2?**

Lösung ....

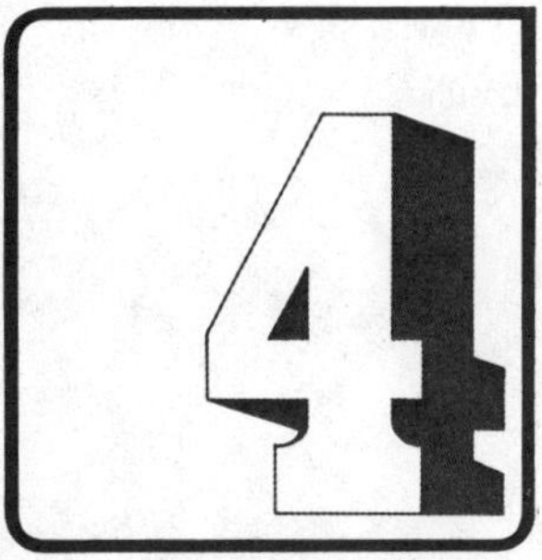

15 **Teilt man das Dreifache einer Zahl durch 4, so erhält man $^3/_{10}$. Wie heißt die Zahl?**

Lösung ....

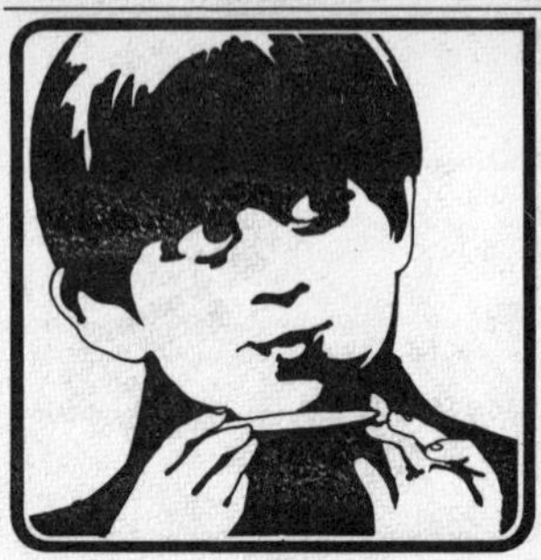

16 **Ein Junge verkauft an seine Schulkameraden Kugelschreiber. Für zwei verlangt er soviel, wie ihn drei Kugelschreiber gekostet haben. Wieviel Prozent Gewinn hat er gemacht?**

Lösung ....

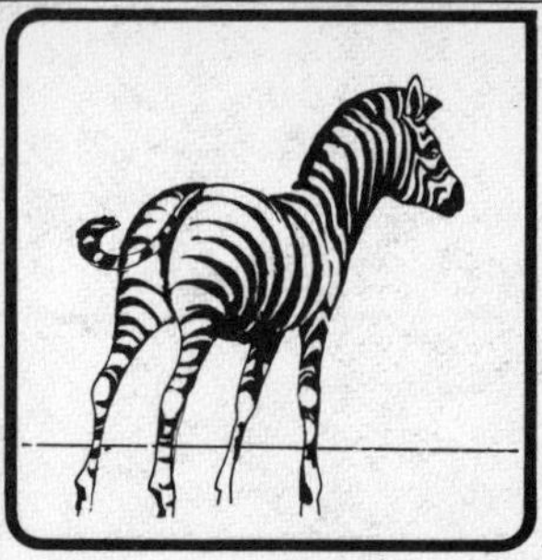

17 **Ein Löwe, ein Leopard und ein Schakal fressen zusammen ein Zebra. Der Löwe allein würde das Zebra in einer Stunde auffressen. Der Leopard würde drei Stunden brauchen, der Schakal sogar sechs Stunden. Wie lange fressen sie zusammen an dem Zebra?**

Lösung ....

Testanweisung (Teil 3)
Die folgenden Rechenaufgaben sind sehr leicht auszurechnen. Die einzige Schwierigkeit besteht darin, daß es hohe Zahlen sind. Sie sollen die Aufgaben nicht genau ausrechnen; das würde ohne Rechenmaschine zu lange dauern. Die Aufgaben sollen in kurzer Zeit durch Überschlagen und Schätzen gelöst werden.

Kreuzen Sie unter fünf Lösungsvorschlägen einen an, den Sie für richtig halten.

Beachten Sie bitte die Rechenregel: Multiplikation (×) und Division (:) müssen vorgezogen werden. Erst dann wird addiert (+) und subtrahiert (—).

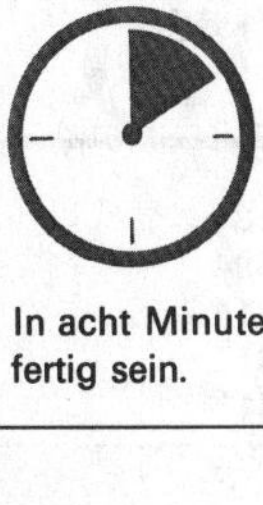

In acht Minuten müssen Sie fertig sein.

75239
−
12724
−
29846

a 49 437
b 32 669
c 24 319
d 18 024
e 51 006

RECHENTALENT?

314739
+
2058524
+
192573
+
98702
+
4072639

2

a	12 419 647
b	8 643 529
c	6 737 177
d	4 892 437
e	9 214 888

72
+
240
+
28
+
100

3

a	700
b	350
c	435
d	440
e	850

425248
–
138546
–
217489
–
16079

4

a	53 134
b	109 494
c	39 714
d	98 317
e	49 411

250758

×

2073

5

a	500 177
b	419 234
c	519 821 334
d	104 329 494
e	4 398 523 474

38315

×

539

–

7802

:

94

6

a	20 651 702
b	4 837 248
c	230 921 044
d	970 633 520
e	970 428

52416

:

576

–

38269

:

781

7

a	15 748
b	9 502
c	1 211
d	814
e	42

Testauswertung für Test 8

In der Punktetabelle sind die richtigen Lösungen eingetragen. Kreuzen Sie bitte jede richtige Aufgabe an. Jedes Kreuz zählt einen Punkt.

Teil 1

1	243
2	22
3	5
4	33
5	0,25
6	$10^1/_4$
7	—11
8	24
9	3
10	8
11	$^4/_{27}$
12	21
13	0,1125
14	$^1/_6$
15	$9^1/_2$
16	54
17	22
18	1
19	10
20	13
21	24

Teil 2

1	46,20 DM
2	31,28
3	Lehrling: 16
	Sekretärin: 24
	Chef: 48
4	A: 2500 DM
	B: 2000 DM
	C: 3000 DM
5	43
6	$236^2/_3$ Tage
7	4583,33 DM
	3758,33 DM
8	12
9	13,59%
10	$26^2/_3$
11	5851,25 kg
12	82%
13	90 DM
14	375
15	$^2/_5$
16	50%
17	40 Minuten

Teil 3

1 b
2 c
3 d
4 a
5 c
6 a
7 e

Zählen Sie die Anzahl Ihrer Kreuze in allen drei Testteilen zusammen. Die Summe ergibt Ihre Punktzahl bei Test 8.

Gesamtpunktzahl

In der Bewertungstabelle für Test 8 (Seite 145) können Sie unter Ihrer Punktzahl (je nach Altersgruppe) nachsehen, wie gut Ihr Rechentalent ist und wieviel Prozent der Vergleichspersonen genauso gut, besser oder schlechter sind als Sie.

TEST 9

Besitzen Sie praktische Intelligenz?

Viele Psychologen sind der Ansicht, daß es praktische Intelligenz im Gegensatz zur theoretischen Intelligenz überhaupt nicht gibt. Deshalb soll genauer erklärt werden, was bei Test 9 unter praktischer Intelligenz verstanden wird.
Weil das Gehirn kombinieren, vergleichen und kritisch überprüfen muß, ist das Wort Intelligenz bei diesem Test gerechtfertigt. Aber es werden nicht nur Denkanstrengungen verlangt wie bei den üblichen Intelligenztests. Neben dem Kopf müssen auch die Hände aktiv werden. Durch praktisches Probieren sollen Sie feststellen, welcher Weg zur Lösung führt. Wer beim Herumprobieren eine geschickte Hand besitzt, ist im Vorteil.

Test 9 mißt also dreierlei:

- Intelligenz,
- Fähigkeit, Einfälle auszuprobieren,
- Handgeschick.

Testanweisung

Schneiden Sie bitte den Papierstreifen auf Seite 149 sorgfältig aus, und zerschneiden Sie ihn wie angegeben in vier Teile.
Ihre Aufgabe ist es, jede der 22 Testfiguren mit diesen vier Teilen vollständig zu bedecken – es darf nichts überstehen und auch nichts freibleiben.
Am schnellsten verstehen Sie den Test, wenn Sie zuerst Beispiel A machen. In der Lösung sind die Nahtlinien der Figuren eingezeichnet. Im Beispiel B können Sie noch einmal probieren.
Bei diesem Test spielt die Lösungszeit natürlich eine Rolle. Kreuzen Sie die Figuren an, für die Sie die Lösung gefunden haben. Wenn Sie die Lösung nicht schaffen, dürfen Sie auch kein Kreuz machen. Gehen Sie dann zur nächsten Figur über.

Sie haben 25 Minuten Zeit

PRAKTISCHE INTELLIGENZ?

Beispiel A

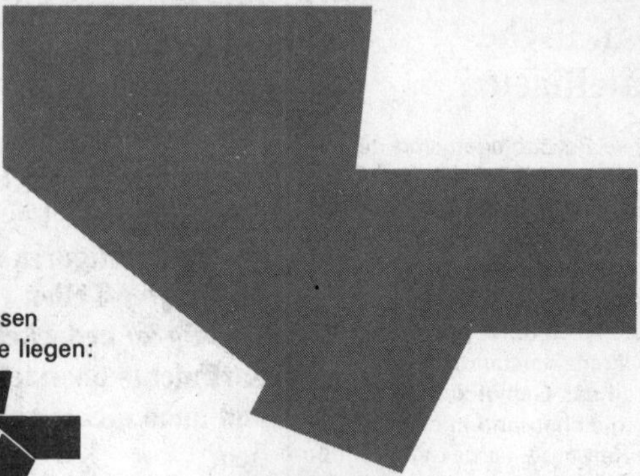

So müssen
die Teile liegen:

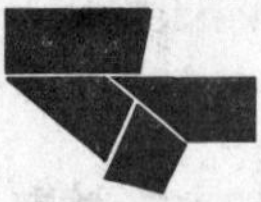

Beispiel B

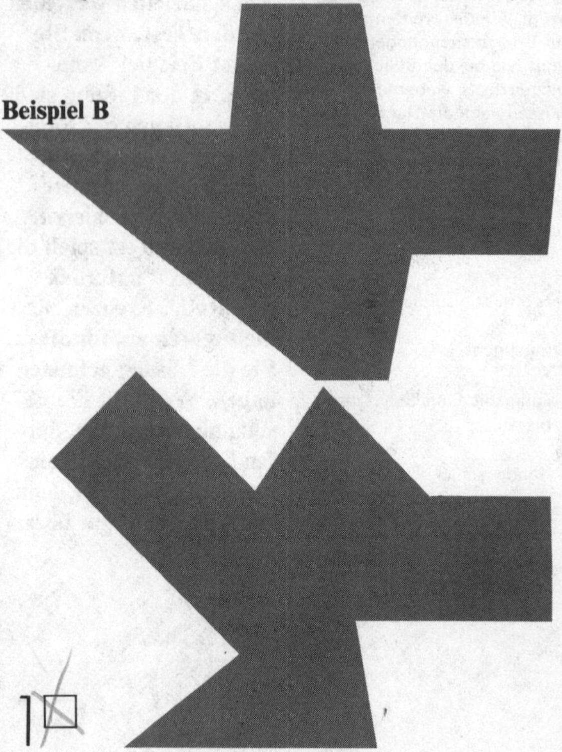

2 ☐

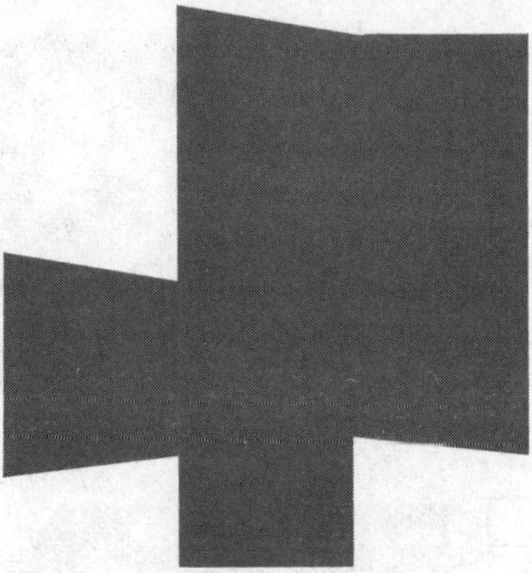

3 ☐

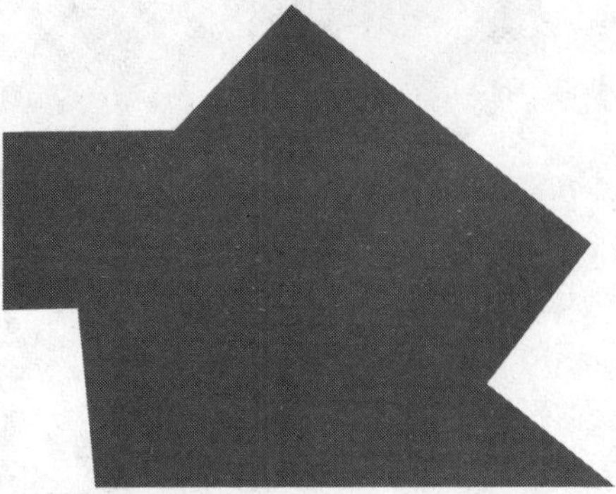

4 ☐

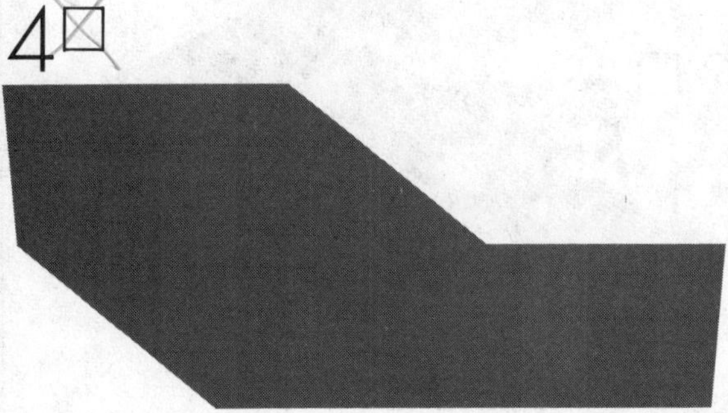

PRAKTISCHE INTELLIGENZ?

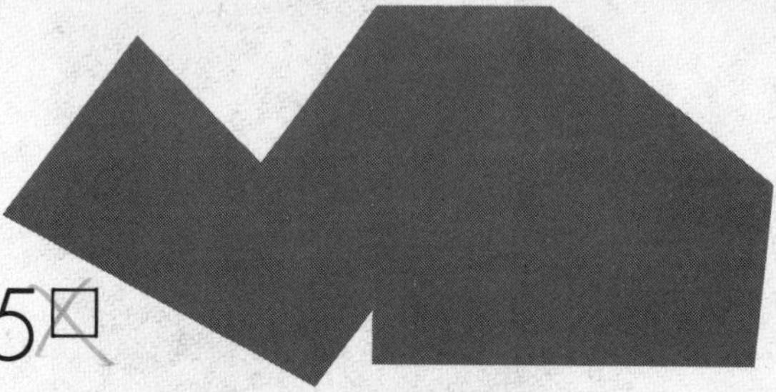

5 ☐

6 ☐

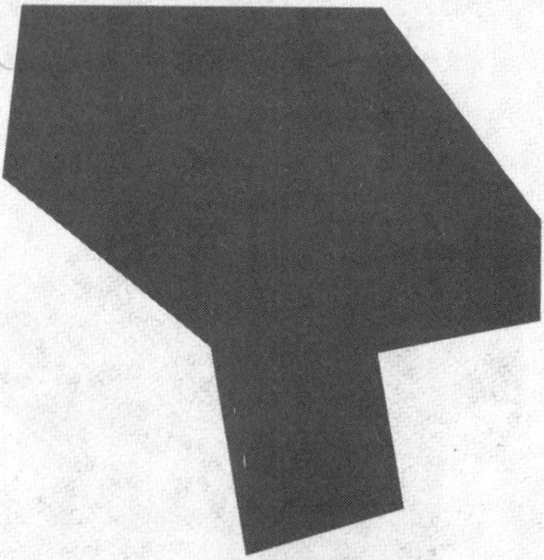

7 ☐

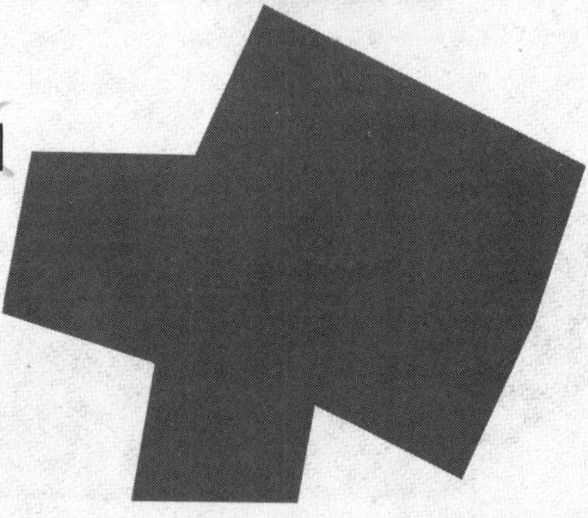

8 ☒

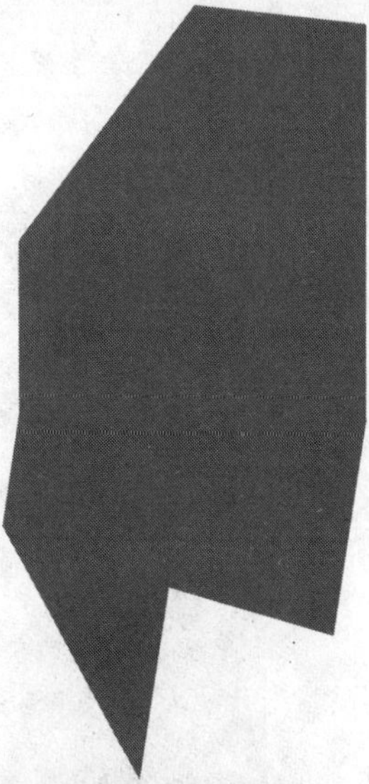

9 ☒

10 ☒

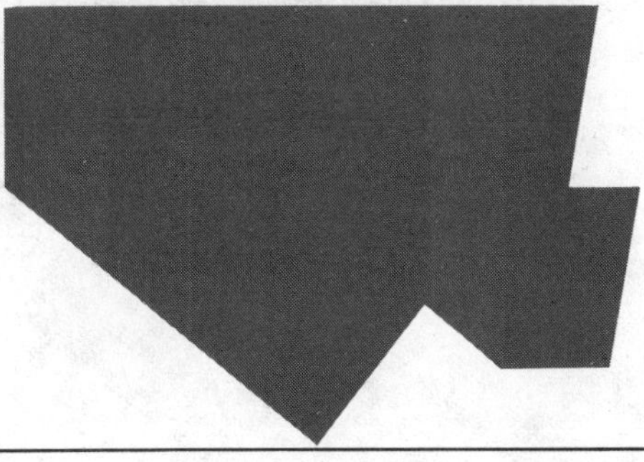

PRAKTISCHE INTELLIGENZ?

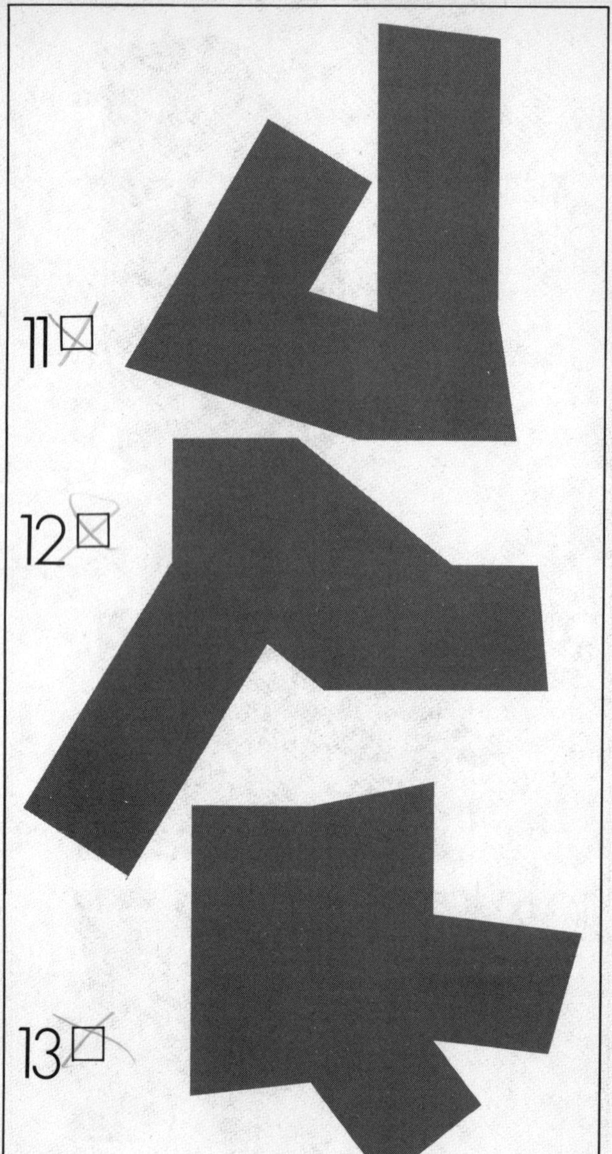

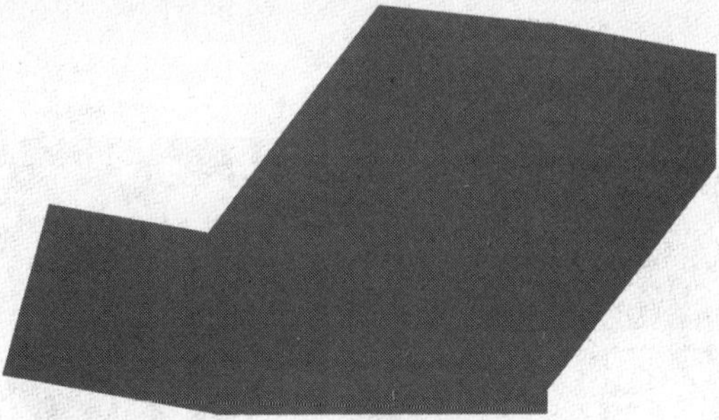

14 ☐

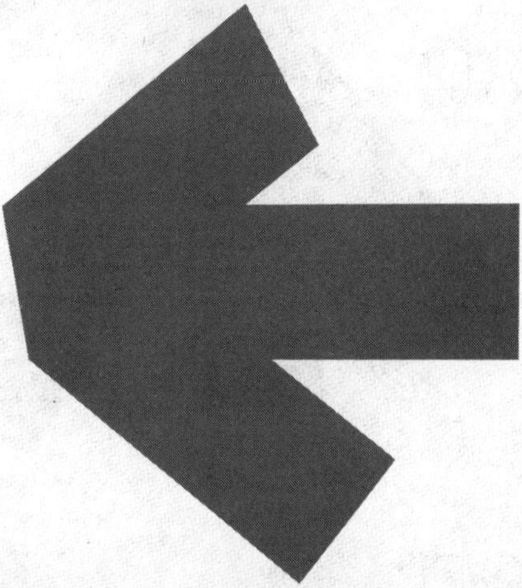

15 ☐

16 ☐

PRAKTISCHE INTELLIGENZ?

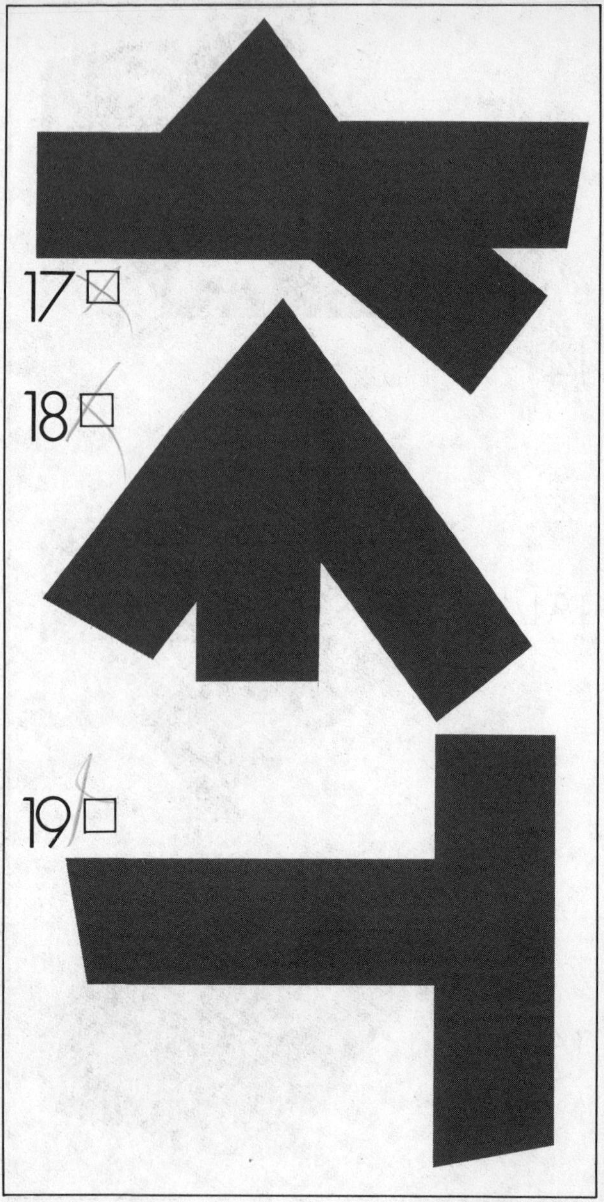

20 ☐

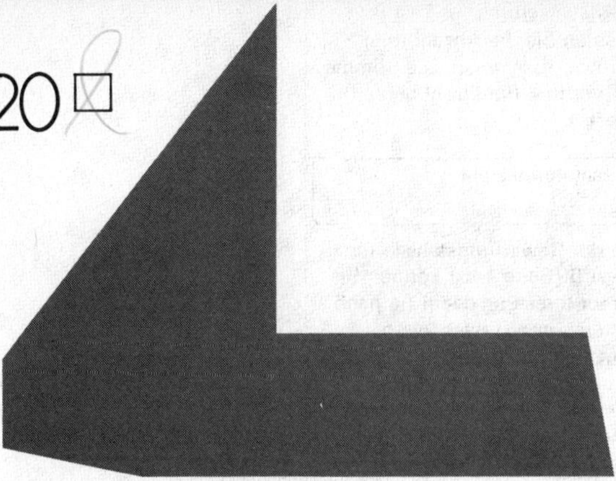

21 ☐

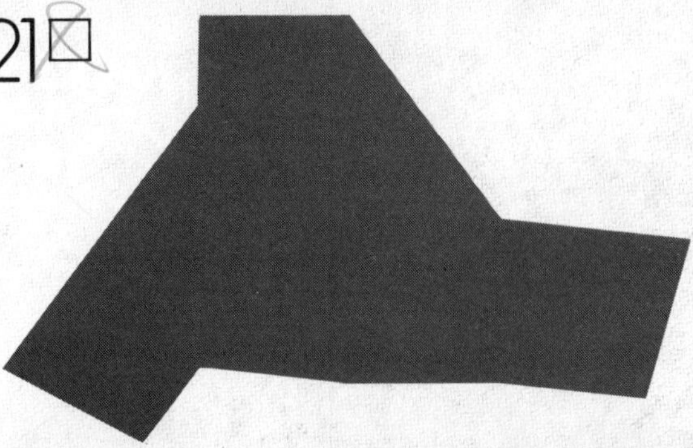

22 ☐

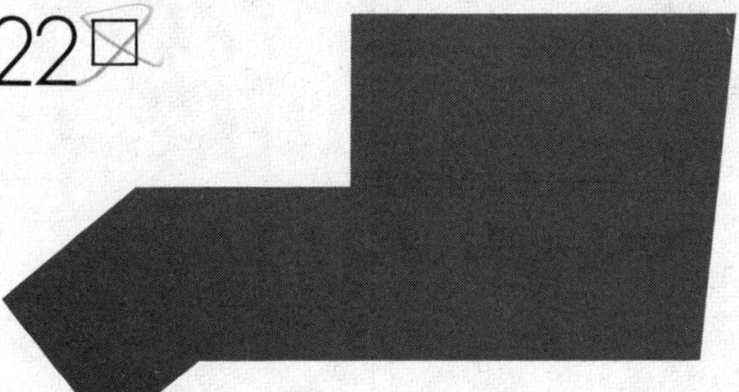

Testauswertung für Test 9

Zählen Sie die Anzahl Ihrer Kreuze zusammen. Die Summe ergibt Ihre Punktzahl bei Test 9.

Gesamtpunktzahl

In der Bewertungstabelle für Test 9 (Seite 146) können Sie unter Ihrer Punktzahl (je nach Altersgruppe) nachsehen, wie gut Ihre praktische Intelligenz ist und wieviel Prozent der Vergleichspersonen genauso gut, besser oder schlechter sind als Sie.

TEST 10

Haben Sie Geschmack?

Der Geschmack kann schwer getestet werden, weil die Maßstäbe dafür sehr umstritten sind. Das Urteil eines Gremiums von Kunstexperten unterscheidet sich meist stark von der sogenannten »Volksmeinung«.

In der täglichen Berufspraxis ist wichtig, daß man bei der Auswahl von Produkten (Verpackungen, Plakaten und Gebrauchsgegenständen) den Geschmack der Mehrheit trifft. Deshalb wurde der folgende Test 250 Bundesbürgern von 14 bis 30 Jahren vorgelegt. In der Auswertung können Sie also feststellen, ob Sie mit Ihrem Urteil im Vergleich zur Mehrheit richtig oder falsch liegen.

Der Test prüft zweierlei:

– das Urteil bei grafischen Flächenaufteilungen (Teil 1) und

– das Urteil bei Design-Variationen verschiedener Gebrauchsgegenstände (Teil 2).

Der erste Testteil wurde nach wissenschaftlichen Ergebnissen amerikanischer und deutscher Forschungen zum ästhetischen Urteil entwickelt. Der einzige Test dieser Art (Design-Judgement-Test) wurde von Maitland Graves 1948 in New York veröffentlicht. Nach dem Testprinzip von Graves wurden auch die folgenden zwölf Aufgaben für Teil 1 konstruiert.

Testanweisung (Teil 1)
Betrachten Sie jeweils zwei Zeichnungen (a und b) und kreuzen Sie dann die Grafik an, die Ihnen aufgrund der Flächenaufteilung besser gefällt. Vielleicht gefallen Ihnen einmal beide Zeichnungen gleich gut. Versuchen Sie sich dann für eine zu entscheiden. Sie können in Ruhe überlegen. Die Zeit wird bei diesem Test nicht gemessen.

GESCHMACK?

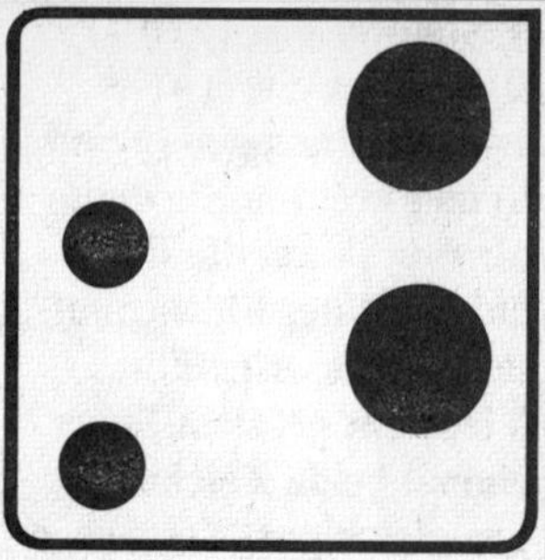
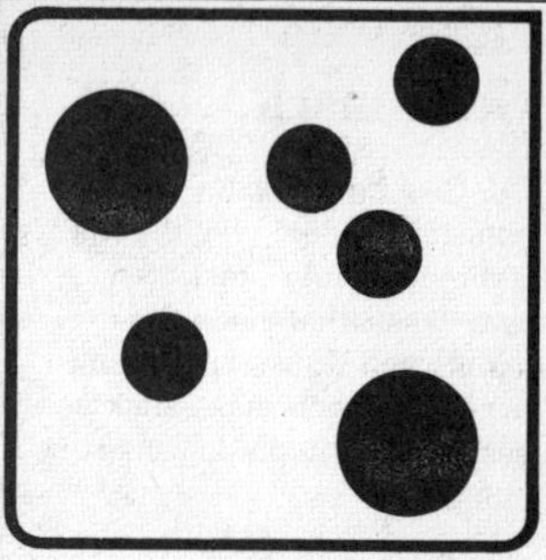

1 **a** **b**

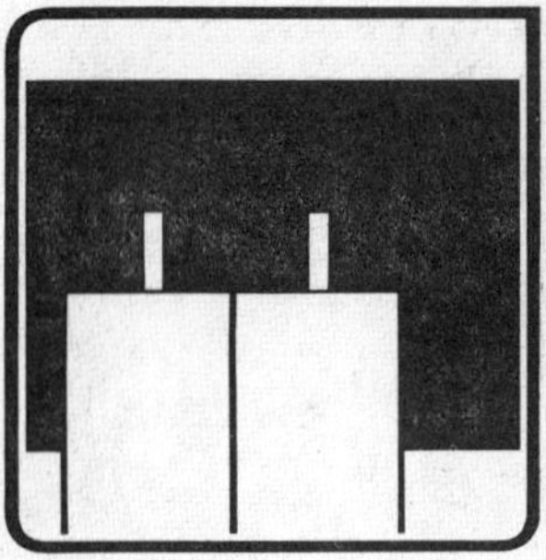
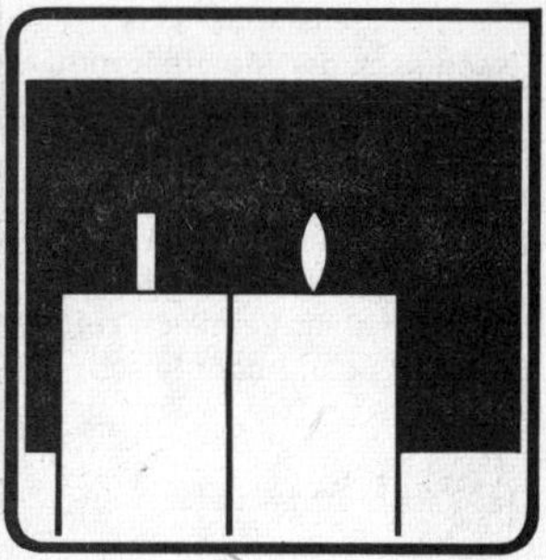

2 **a** **b**

3 **a** **b**

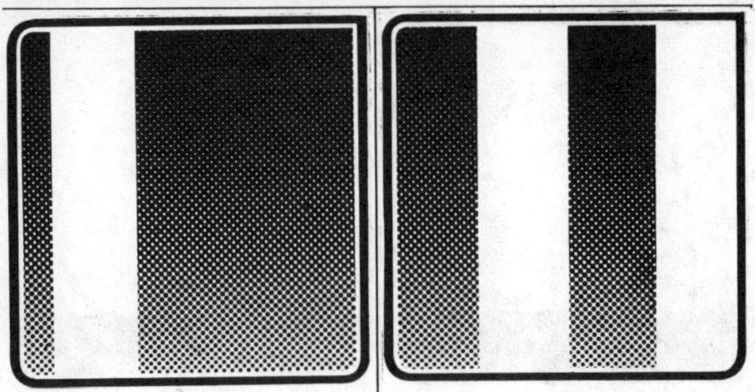

4 a b

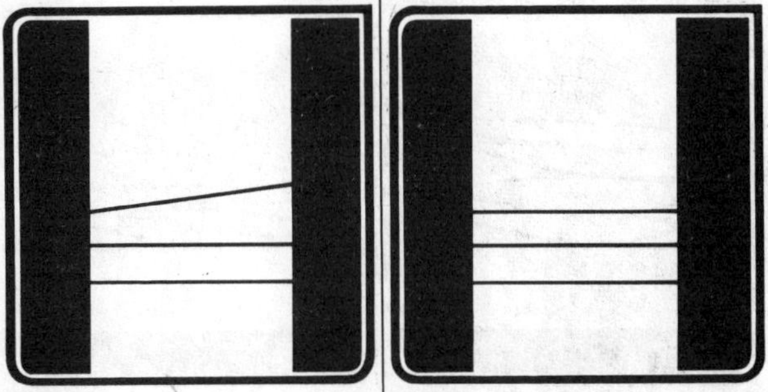

5 a b

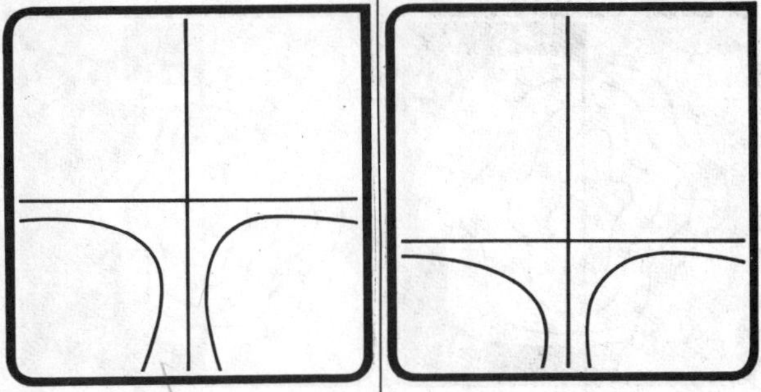

6 a b

GESCHMACK?

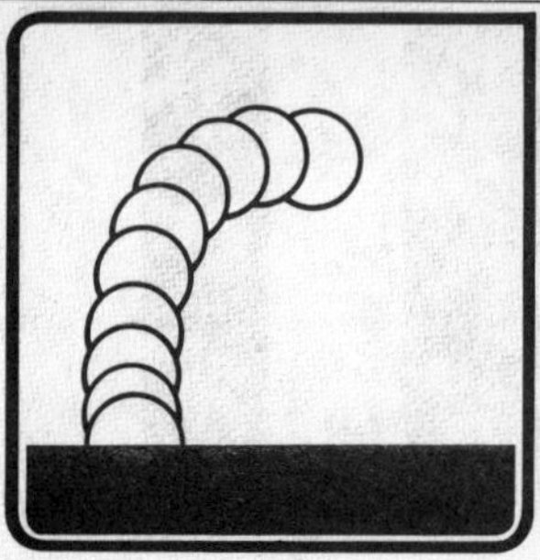

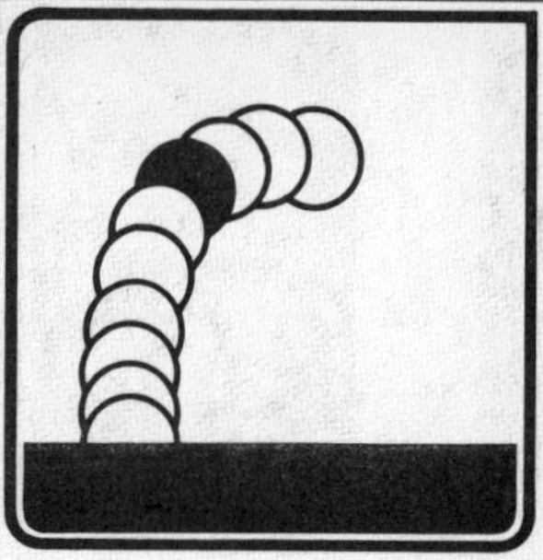

7 a b

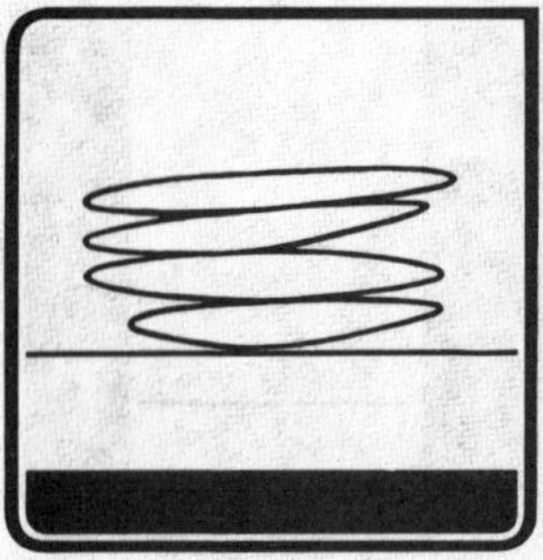

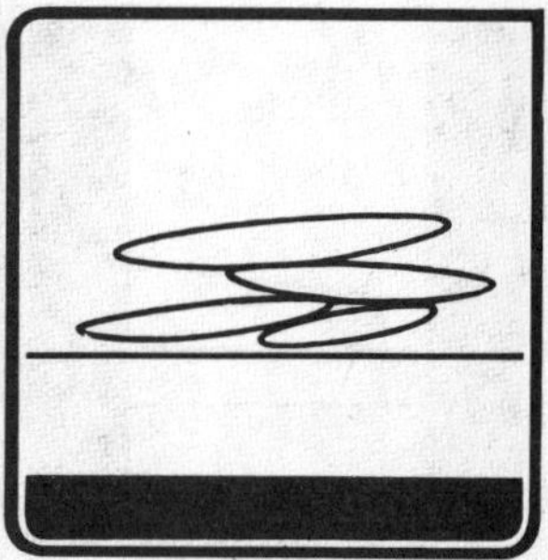

8 a b

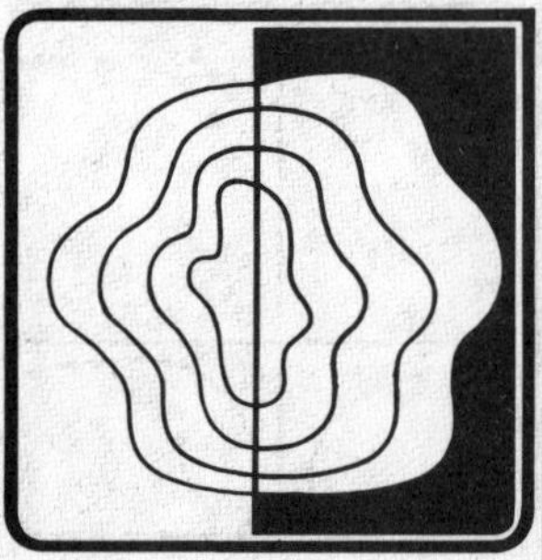

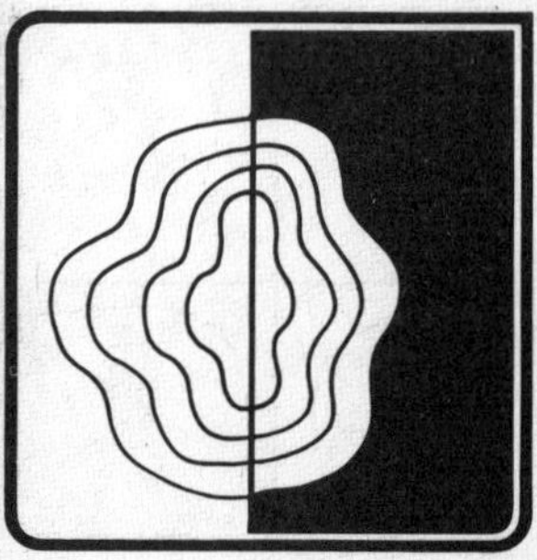

9 a b

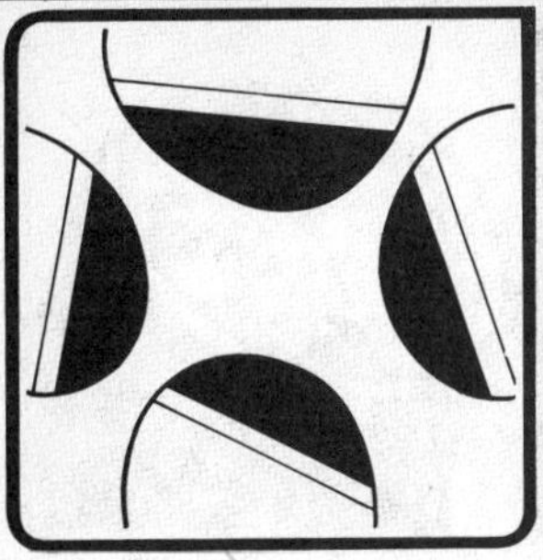

10 a

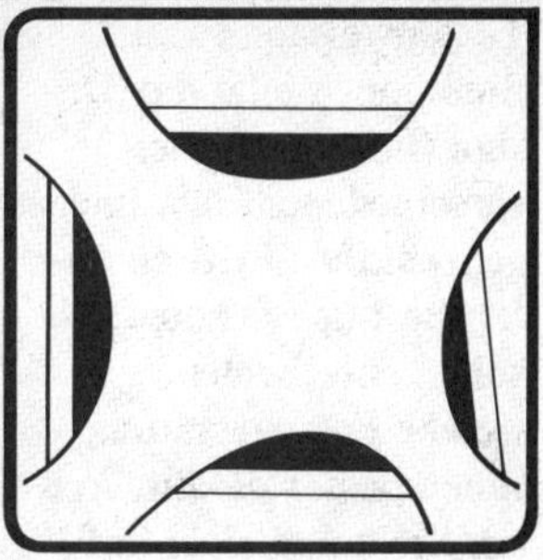

b

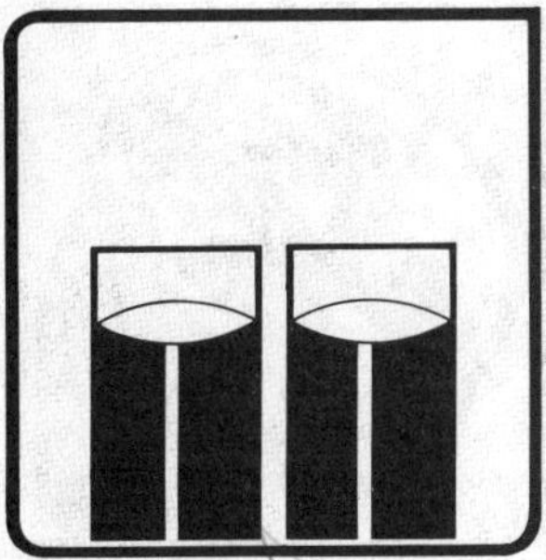

11 a

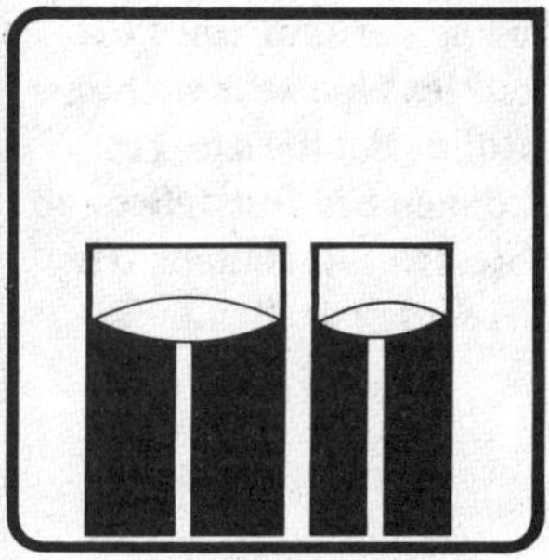

b

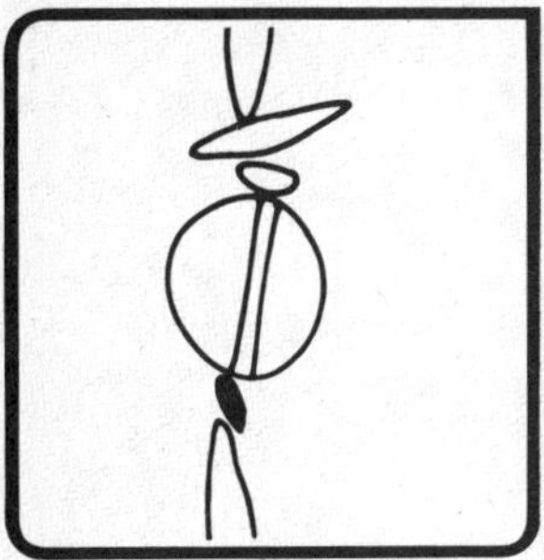

12 a

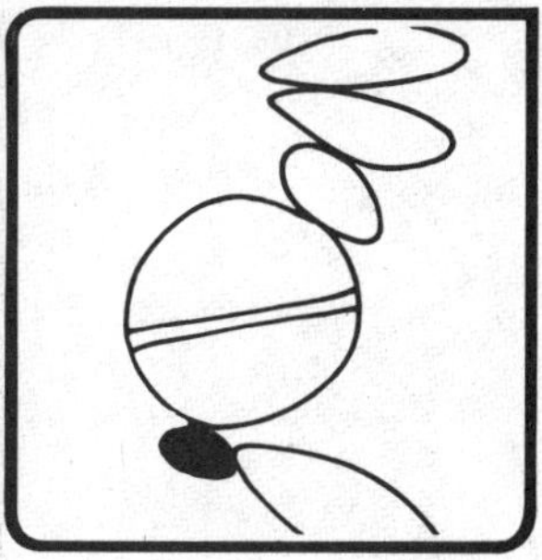

b

Testanweisung (Teil 2)
Sie können jetzt das Design (Formgestaltung) verschiedener Gebrauchsgegenstände kritisch unter die Lupe nehmen. Sie sollen entscheiden, welche Formgestaltung Ihnen besser gefällt. Achten Sie dabei nicht auf funktionale, sondern nur auf ästhetische Gesichtspunkte, denn sie spielen beim Verkauf eines Produktes eine sehr wichtige Rolle. Bei diesem Test können Sie feststellen, ob Sie den Geschmack der Mehrheit treffen.

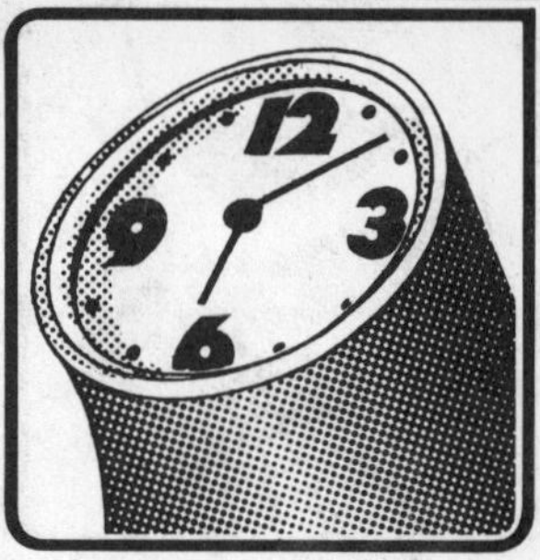

a

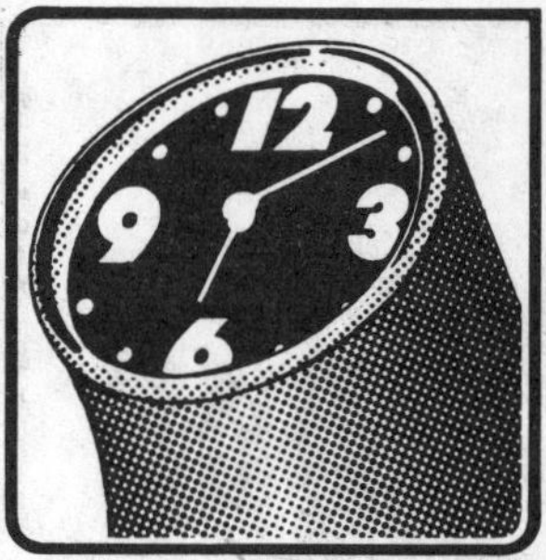

b

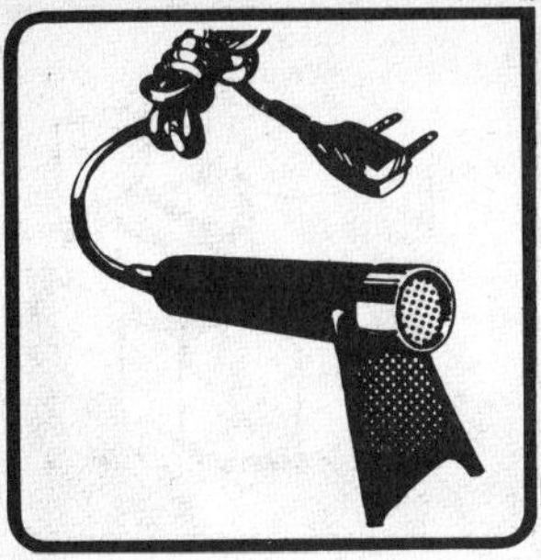
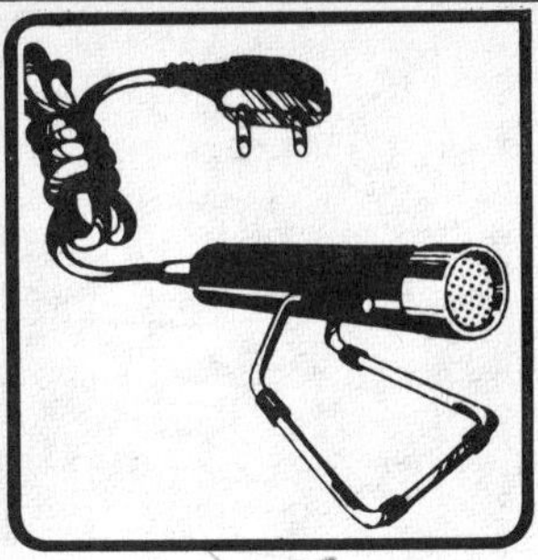

2 **a** **b**

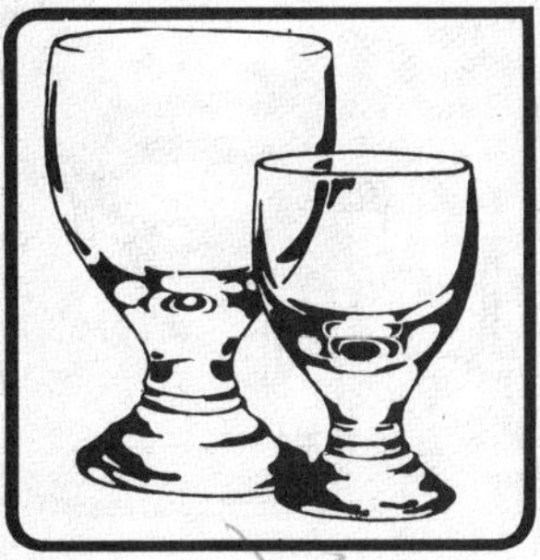
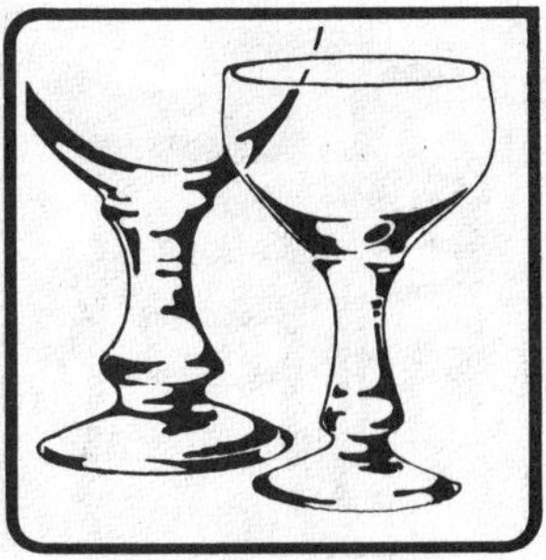

3 **a** **b**

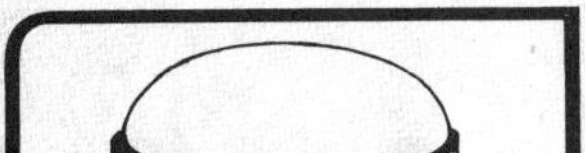
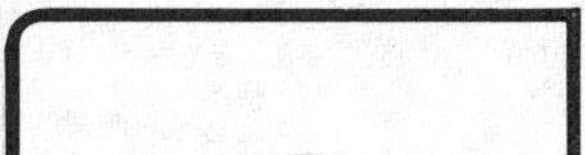

4 **a** **b**

GESCHMACK?

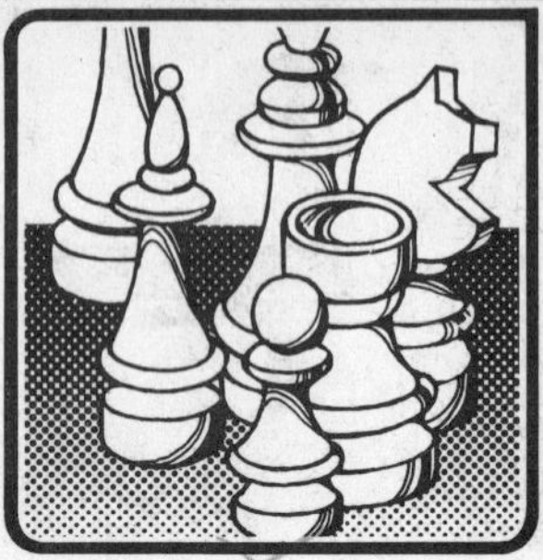

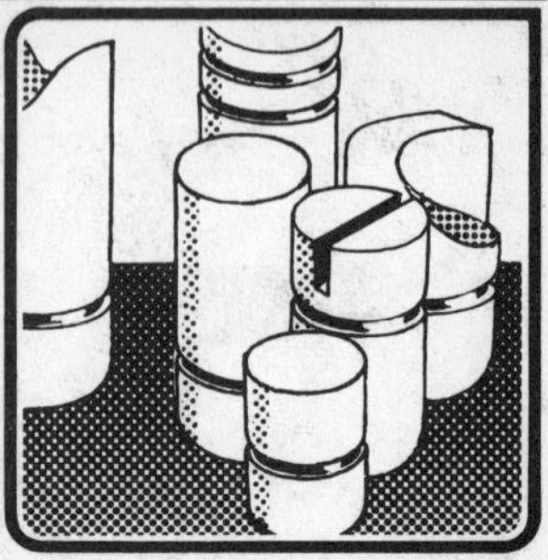

5 a b

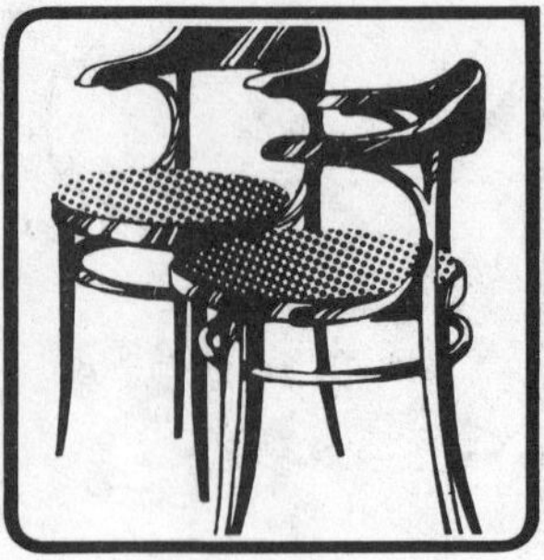

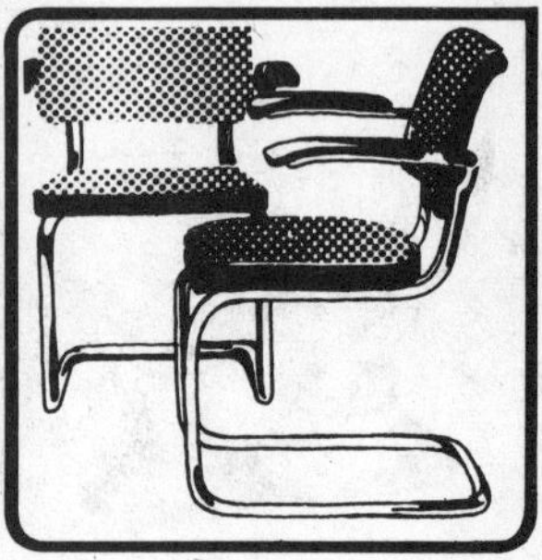

6 a b

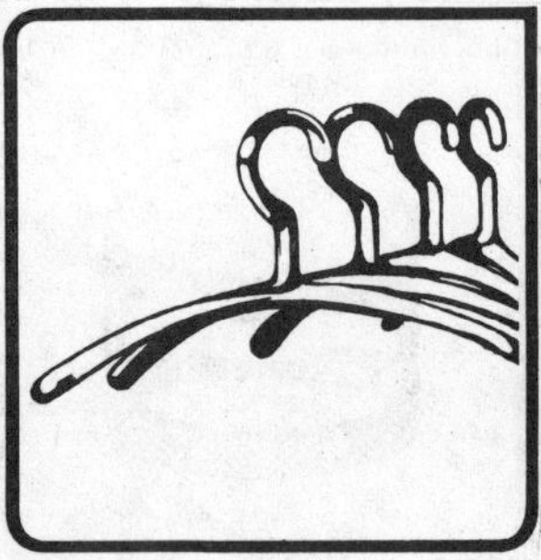

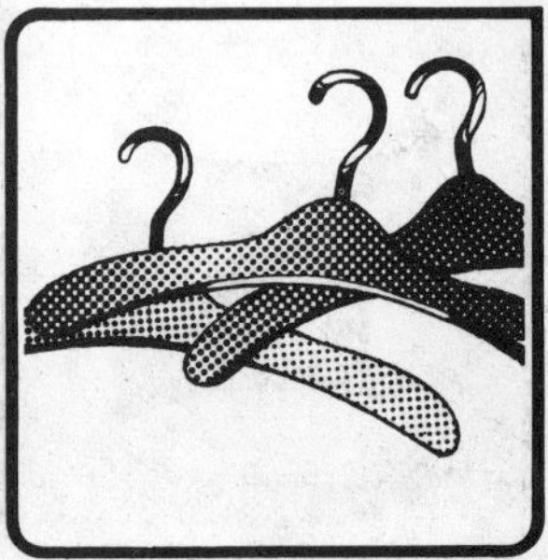

7 a b

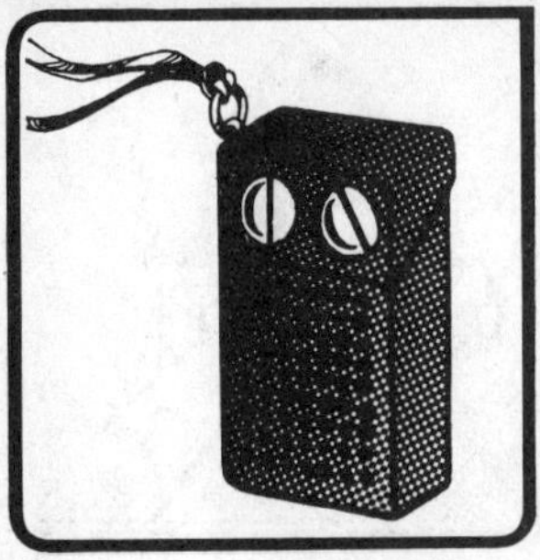

8 a

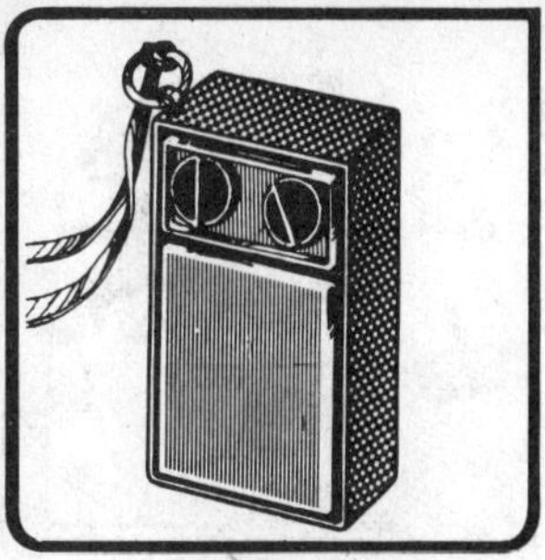

b

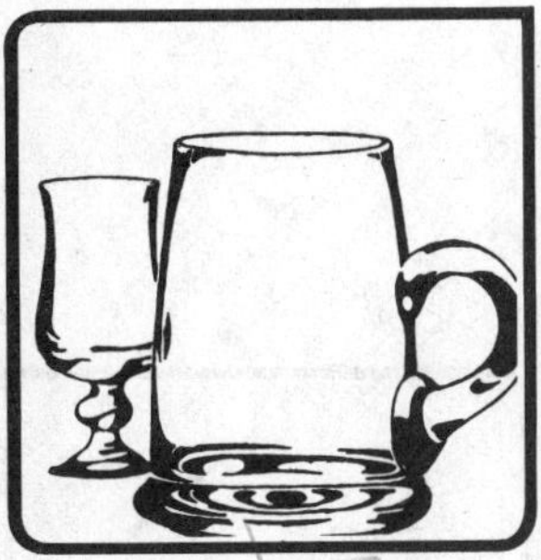

9 a

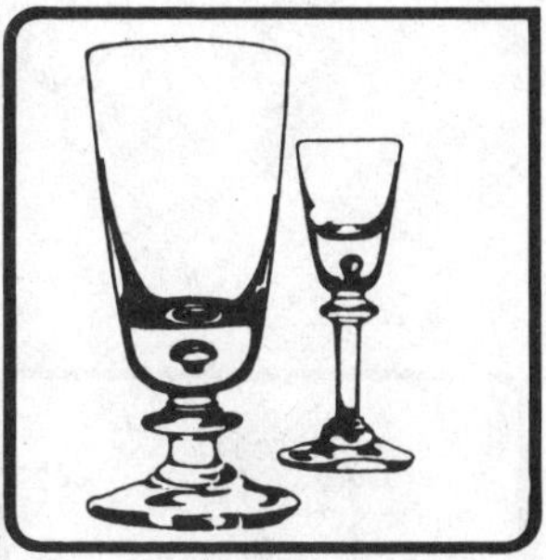

b

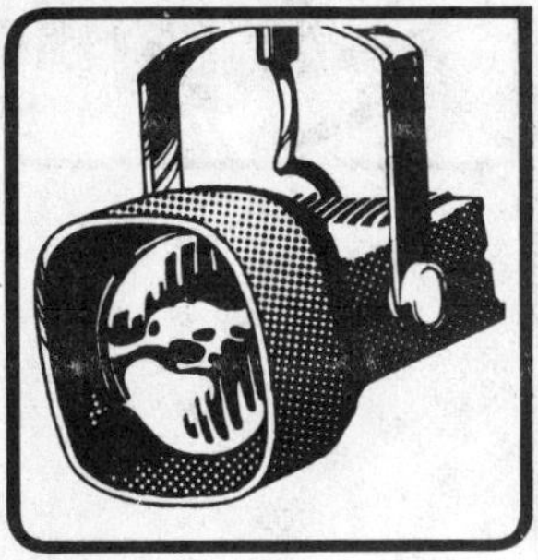

10 a

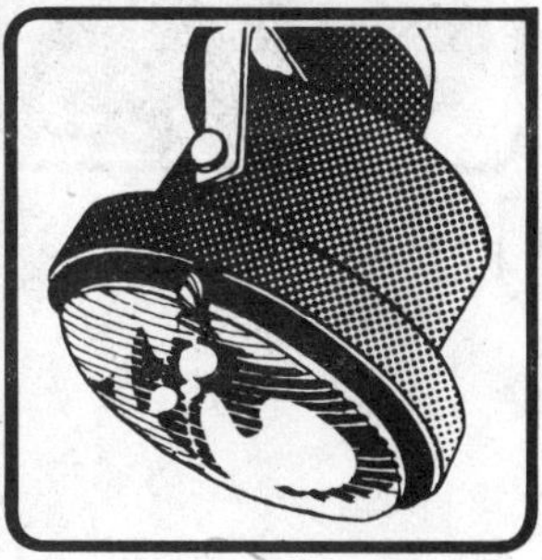

b

GESCHMACK?

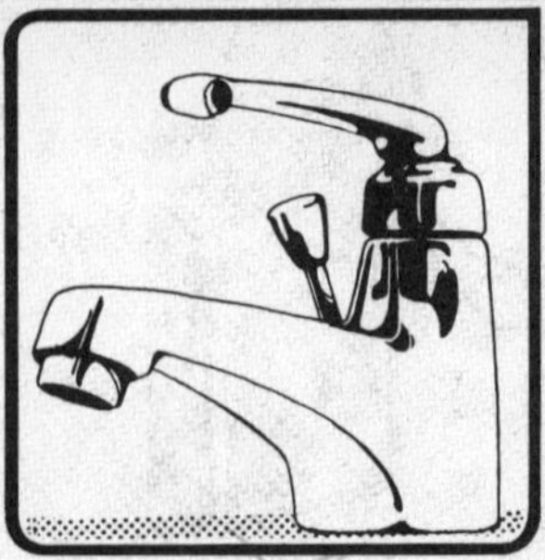

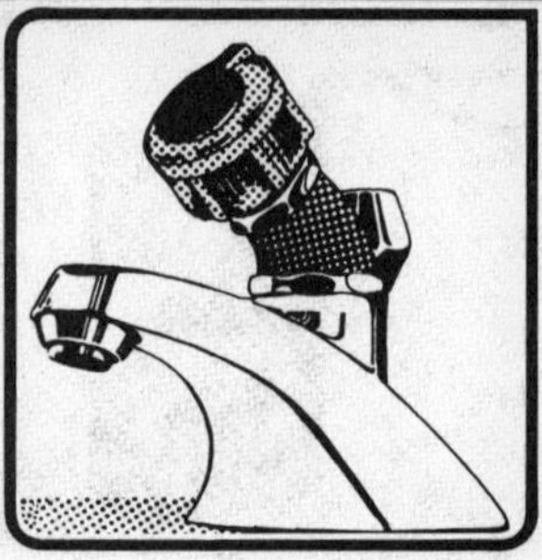

11 a b

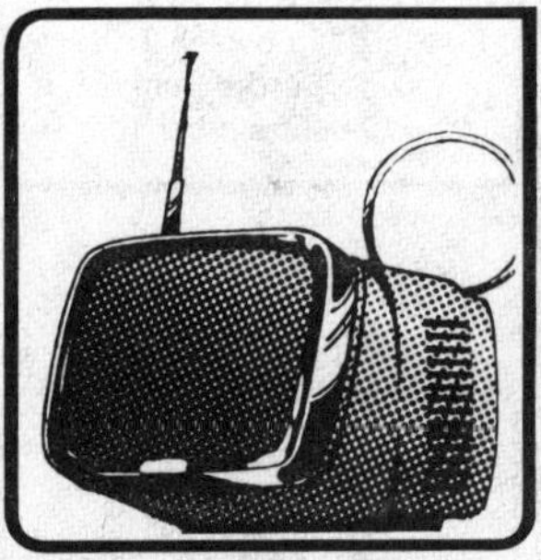

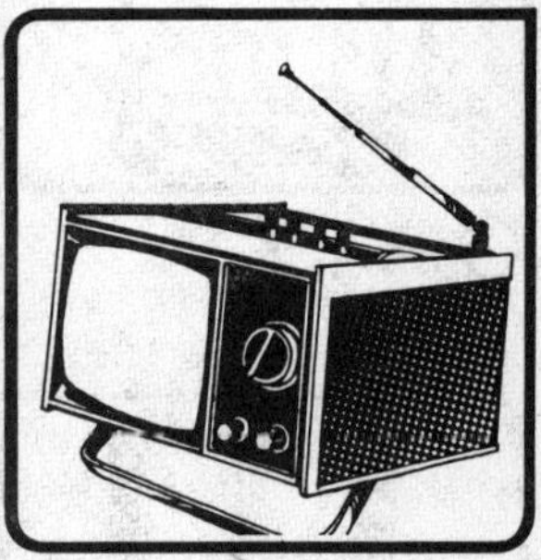

12 a b

Testauswertung für Test 10

In der Punktetabelle sind die richtigen Lösungen eingetragen. Kreuzen Sie bitte jede richtige Aufgabe an. Jedes Kreuz zählt einen Punkt.

Teil 1	Teil 2
1 b	1 b
2 a	2 b
3 b	3 a
4 a	4 a
5 b	5 a
6 a	6 b
7 b	7 b
8 b	8 b
9 a	9 b
10 a	10 a
11 a	11 a
12 b	12 b
8	9

Zählen Sie jetzt die Anzahl Ihrer Kreuze in beiden Testteilen zusammen. Die Summe ergibt Ihre Punktzahl bei Test 10.

Gesamtpunktzahl 17

In der Bewertungstabelle für Test 10 (Seite 146) können Sie unter Ihrer Punktzahl (je nach Altersgruppe) nachsehen, wie gut Ihr Geschmack ist und wieviel Prozent der Vergleichspersonen genauso gut, besser oder schlechter sind als Sie.

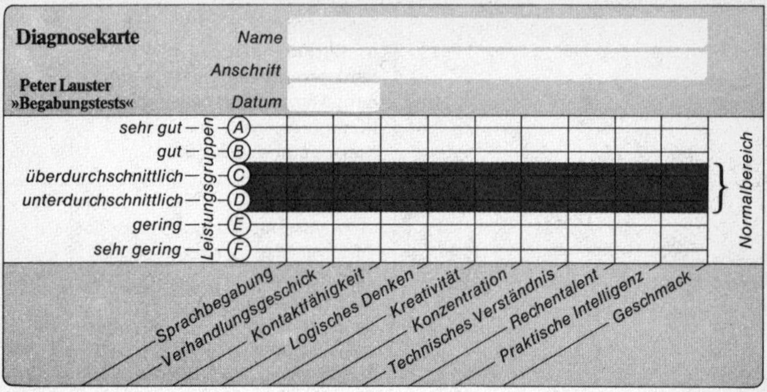

Zeichnen Sie Ihr eigenes Begabungsprofil

Auf den Seiten 141 bis 146 finden Sie die Anleitung zur Bewertung der zehn Testergebnisse. Tragen Sie die ermittelten Werte in die Diagnosekarte auf Seite 147 ein (oben verkleinert wiedergegeben). So erhalten Sie Ihr Begabungsprofil, das Ihre Stärken und Schwächen optisch deutlich macht.

Auf den folgenden Seiten finden Sie elf verschiedene Begabungsprofile. Sie zeigen anschaulich, welche Begabungsfaktoren für den Berufserfolg wichtig sind. (Sie repräsentieren den Idealfall, der selten in reiner Ausprägung vorkommt.)

Begabung in der Berufspraxis

Wenn Sie Ihr Begabungsprofil mit den verschiedenen Berufsprofilen auf den folgenden Seiten vergleichen, können Sie abschätzen, für welche Arbeitsgebiete Sie die entsprechenden Fähigkeiten hätten. Wenn Sie die Diagnosekarte ausgeschnitten haben, können Sie leichter vergleichen.

Es wurden die wichtigsten acht Arbeitsgebiete als Demonstrationsbeispiele herausgegriffen:

Verkauf (Außendienst) und Kontakt

Werbung (Gestaltung)

Kaufmännische und betriebswirtschaftliche Tätigkeiten

Ausbildung

Entwicklung und Konstruktion

Forschung

Sozialwesen

Handwerkliche Tätigkeiten

Bedenken Sie bitte stets, daß Ihr Begabungsprofil auf der Diagnosekarte nicht Ihr Schicksal repräsentiert. Das Profil zeigt Ihren gegenwärtigen Leistungsstandard. Der kann sich natürlich jederzeit ändern, denn Sie können jeden der zehn Begabungsfaktoren durch Training verbessern.

Niemand ist dazu verdammt, ein für allemal ein schlechter Rechner oder ein »unkreativer Banause« zu sein. Deshalb sollten Sie sich bei Ihrer Berufswahl nicht durch Begabungsmängel von einer Tätigkeit zurückschrecken lassen, zu der Sie sich mit großem Interesse hingezogen fühlen. Starkes Interesse kann nämlich enorme Lernmotivationen wekken. Auf diese Weise können Begabungsschwächen sogar zu Stärken werden.

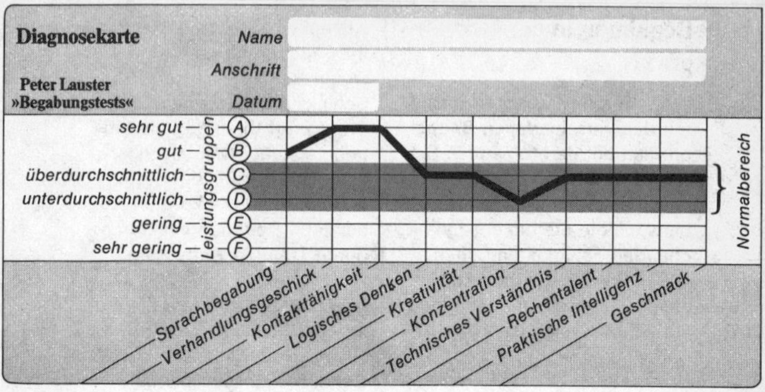

Verkauf (Außendienst) und Kontakt

Verkäufer müssen vor allem in den ersten drei Tests gut abschneiden. Kein Verkäufer kann jedes Produkt gleich gut verkaufen. Er muß Fachwissen besitzen und vor allem Interesse für seine Produkte haben. Ein Verkäufer für kunstgewerbliche Gegenstände sollte zum Beispiel im letzten Begabungsfaktor (Geschmack) mindestens in der Leistungsgruppe C liegen.

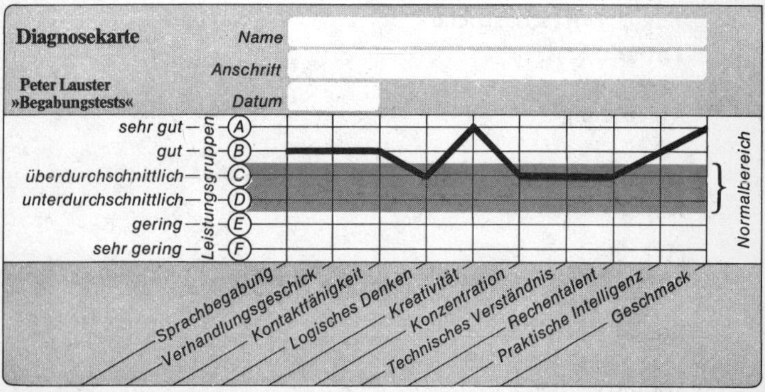

Werbung (Gestaltung)

Die Begabungsfaktoren Kontakt, Sprachbegabung, Kreativität und Geschmack sollten ausgeprägt sein.

Wenn Ihre besondere Stärke die Sprachbegabung ist, gekoppelt mit Kreativität, eignen Sie sich neben der Werbung natürlich auch für andere Berufe, zum Beispiel Journalist und Deutschlehrer (siehe Profil »Ausbildung«).

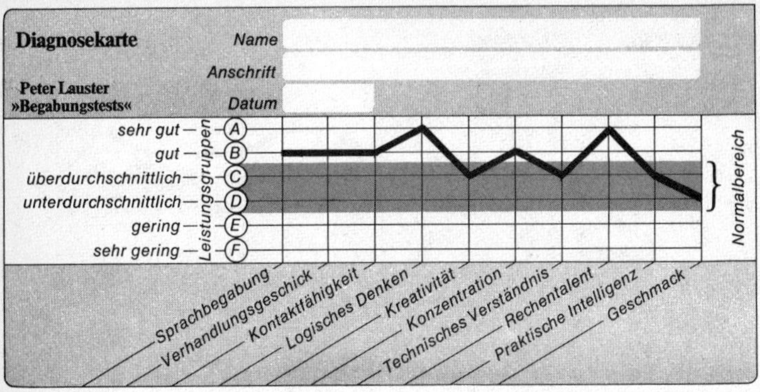

Kaufmännische und betriebswirtschaftliche Tätigkeiten

Bei kaufmännischen Angestellten sollten drei Profilspitzen bestehen: logisches Denken, Konzentration und Rechnen. Für Bankkaufleute mit Kundenkontakt sind außerdem Kontaktfähigkeit und Verhandlungsgeschick erforderlich.

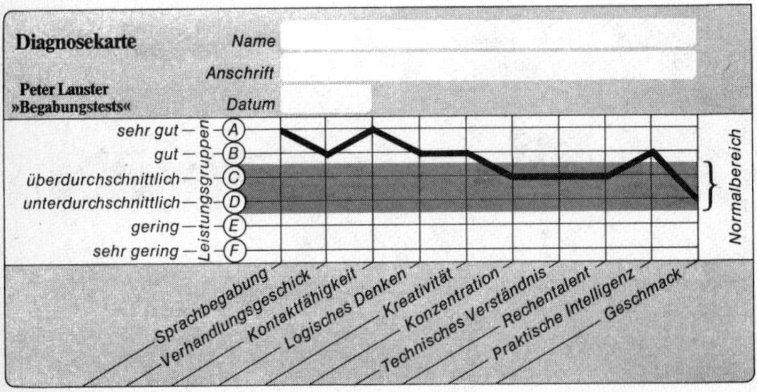

Ausbildung

Dieses Profil zeigt sehr hohe Anforderungen. Wer andere Menschen ausbildet, muß sprachgewandt sein und gut verhandeln können, er muß leicht Kontakt finden sowie logisch und kreativ denken können. Je nachdem, welches Fachgebiet unterrichtet wird (Technik, Rechnen, Kunst), sollte auch in diesem Sektor eine Profilspitze vorhanden sein.

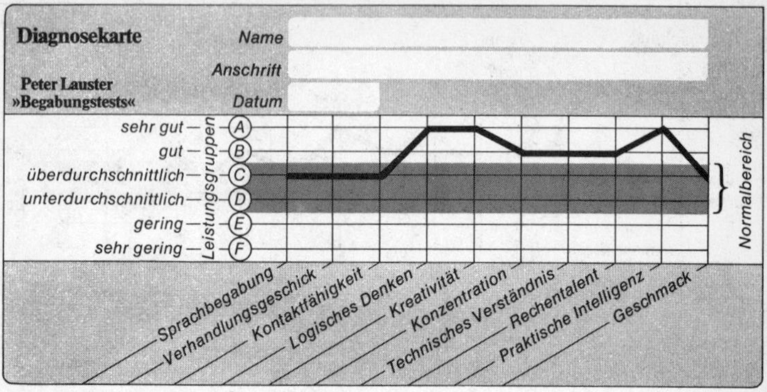

Entwicklung und Konstruktion

Ingenieure, Techniker, Konstrukteure, Chemiker, Physiker und Biologen arbeiten in diesem Arbeitsgebiet. Sie müssen vor allem vier Begabungsfaktoren besitzen: Kreativität, logisches Denkvermögen, Konzentration und praktische Intelligenz. Je nach Fachgebiet muß auch beim technischen Verständnis im Rechnen oder im Geschmack noch eine Profilspitze auftauchen.

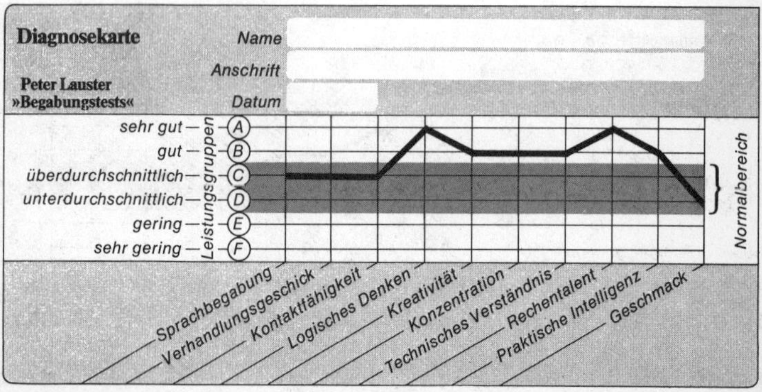

Forschung

Im Bereich Forschung arbeiten vor allem Naturwissenschaftler: Mediziner, Biologen, Zoologen, Ingenieure, Physiker, Chemiker, Psychologen, Soziologen. Die Profilspitzen müssen bei logischem Denken, Kreativität, Konzentration, technischem Verständnis, Rechnen und praktischer Intelligenz liegen.

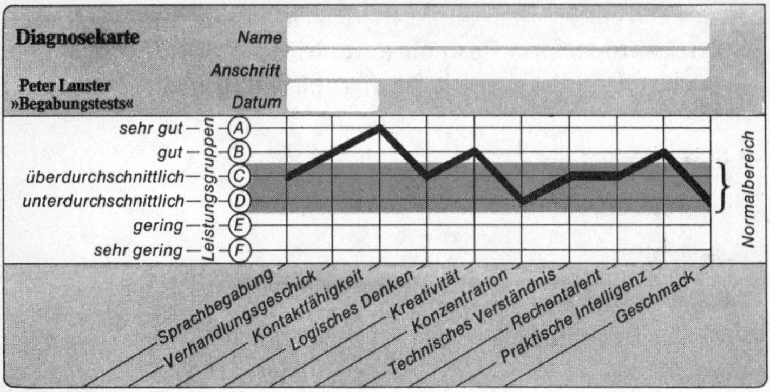

Sozialwesen

Bei sozial-beratenden Berufen stehen vor allem die Kontaktfähigkeit und die Sprachgewandtheit im Vordergrund. Fürsorgerin, Krankenschwester, praktischer Arzt, Psychologe, Hebamme und Krankengymnastin sind im Sozialwesen tätig. Bei Ärzten und Psychologen muß außerdem das logische Denken und bei Chirurgen die praktische Intelligenz gut ausgeprägt sein.

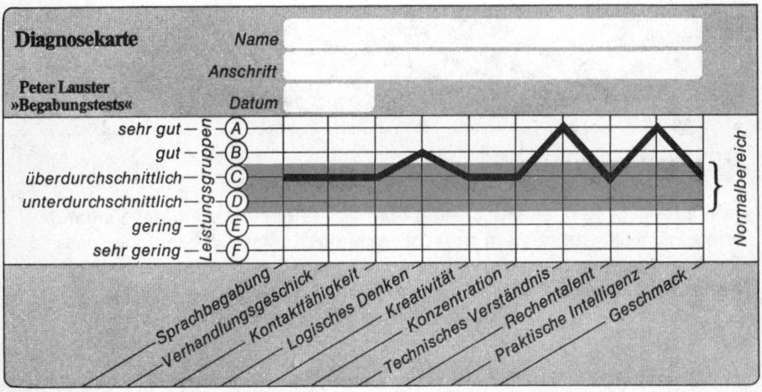

Handwerkliche Tätigkeiten

Zu diesem Arbeitsbereich gehören Elektriker, Schreiner, Schlosser, Automechaniker, Mechaniker im Metall- und Baugewerbe und fast alle Fabriktätigkeiten. Die Profilspitzen sollten beim technischen Verständnis und der praktischen Intelligenz liegen. Bei manchen handwerklichen Berufen ist auch eine gute Konzentrationsfähigkeit erforderlich.

In den einzelnen Arbeitsgebieten können verschiedene Positionen besetzt werden. Drei Positionen werden nach ihren psychologischen Anforderungen in Idealprofilen dargestellt:

Führungsposition

Sachbearbeiter

Assistent

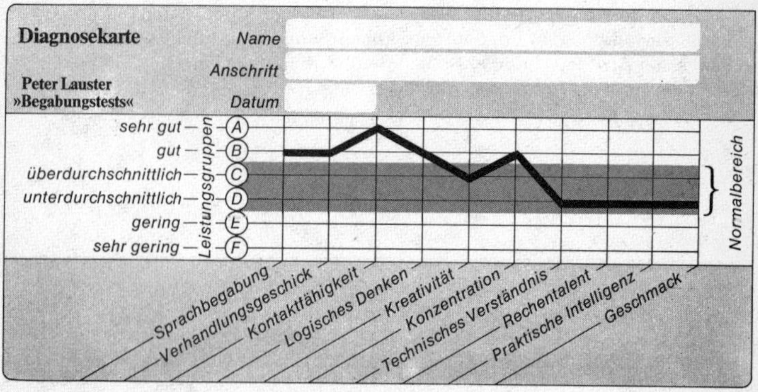

Führungsposition

In Führungspositionen entscheidet über den Erfolg vor allem das Verhandlungsgeschick. Gut müssen Sprachbegabung, Kontaktfähigkeit, logisches Denken und Konzentrationsvermögen ausgeprägt sein. Neben diesen Anforderungen sind vor allem Persönlichkeitseigenschaften entscheidend.

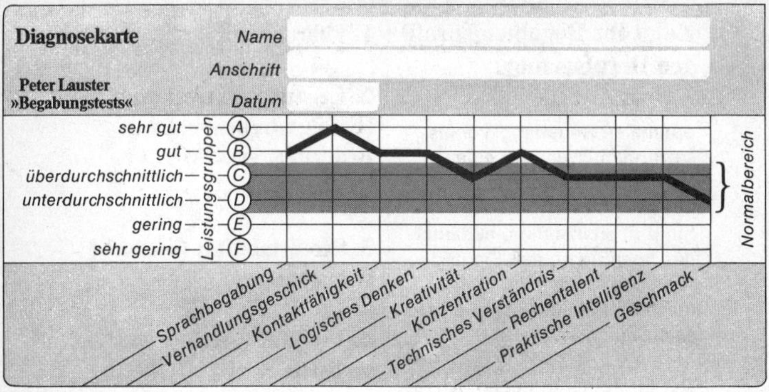

Sachbearbeiter

In dieser Position wird Konzentration und gutes logisches Denken verlangt. Wenn außerdem Sprachbegabung, Verhandlungsgeschick und Kontaktfähigkeit gut ausgeprägt sind, besteht die Möglichkeit, in eine Führungsposition aufzusteigen.

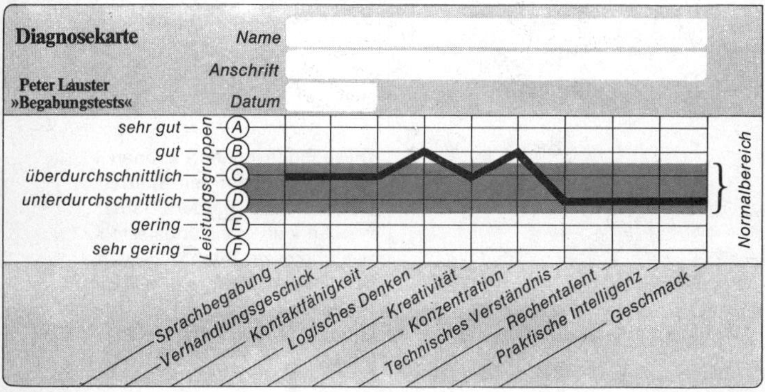

Assistent

Diese Position ist mehr noch als die Sachbearbeitertätigkeit ein Übergang für eine leitende Position. Deshalb sind die ersten drei Begabungsfaktoren (Sprachbegabung, Verhandlungsgeschick und Kontaktfähigkeit) wichtig. Außerdem werden von einem Assistenten überdurchschnittlich gute Fachkenntnisse verlangt. Sehr wichtig sind auch Persönlichkeitseigenschaften wie Anpassungsfähigkeit und Leistungsmotivation.

Zeigt Ihr Begabungsprofil den Berufserfolg?

Die elf Idealprofile zeigen die optimalen Begabungsvoraussetzungen. Wenn Ihr eigenes Profil beispielsweise deutlich mit dem Arbeitsgebiet Werbung übereinstimmt, bedeutet das noch nicht, daß Sie in der Werbung tatsächlich Karriere machen und eine leitende Position erringen.

Der Erfolg hängt neben den Begabungsvoraussetzungen noch von anderen psychischen Eigenschaften ab. Die folgenden neun Karriere-Faktoren sind dabei besonders wichtig:

1. Führungsstil

2. Leistungsmotivation (Erfolgsstreben und das Bedürfnis, gute Arbeit zu leisten)

3. Streßstabilität (seelische Belastbarkeit)

4. Vitalität (geistige und seelische Kraft)

5. Durchsetzungsfähigkeit

6. Initiative

7. Loyalität (Redlichkeit)

8. Beharrlichkeit

9. Anpassungsfähigkeit

Diese Eigenschaften können von Psychologen mit Spezialtests entdeckt werden. Dabei werden keine Leistungstests – wie in diesem Buch – verwendet, sondern Verfahren wie der Rorschach-Test, der TAT, die Graphologie und das Tiefeninterview.

Eine Erfolgsprognose kann deshalb erst erstellt werden, wenn sämtliche Karriere-Faktoren getestet worden sind.

Psychologische Verfahren, die Karrierechancen messen

Der Rorschach -Test ist das berühmteste und komplizierteste psychologische Testverfahren. Es wurde 1921 von dem Schweizer Psychiater Hermann Rorschach veröffentlicht. Der Testperson werden zehn Bilder gezeigt, auf denen je eine schwarze oder bunte Klecksfigur abgebildet ist. Es wird gefragt, was die Klecksographien bedeuten könnten.
Der Psychologe muß die Antworten nach etwa 200 Kriterien auswerten und die einzelnen Symptome gegeneinander abwägen, damit ein ausführliches Persönlichkeitsbild entsteht. Viele Eigenschaften werden dabei entdeckt, die für den späteren Berufserfolg besonders entscheidend sind: Anpassungsfähigkeit, Realitätssinn, Egozentrik, seelische Belastbarkeit, Durchsetzungsvermögen, Ängstlichkeit, Aggressivität, Neurose, Psychopathie und Dynamik.

Der Thematic Apperception Test (TAT) wird von Psychologen benutzt, wenn das Unterbewußtsein mit seinen verdrängten Wünschen und Ängsten entlarvt werden soll. Der Testperson werden mehrere Bilder vorgelegt, auf denen mehrdeutige Situationen dargestellt sind. Die Szenen sollen gedeutet und zu einer Geschichte verarbeitet werden. Aus den Deutungen zieht der Psychologe Rückschlüsse auf die Probleme der Testperson, denn das Verfahren geht von der Voraussetzung aus, daß man unbewußt seine eigenen Probleme mit den abgebildeten Szenen in Beziehung bringt. Weil das nicht immer so einfach funktioniert, muß der Psychologe das Testergebnis oft in einem Gespräch und durch andere Tests absichern.

Die Graphologie ist neben der Handlesekunst und Physiognomik die älteste Methode der Menschenkenntnis. In Deutschland wird fast jeder zweite Bewerber nach seiner Handschrift beurteilt. Trotzdem wird die Graphologie zu Unrecht von vielen als unzuverlässig abgetan. Das ist ein unberechtigtes Vorurteil. Die Graphologie ist ein erstaunlich aufschlußreicher Schlüssel für die Seele. Aus der Handschrift lassen sich vor allem die emotionalen Aspekte einer Person erkennen. Der Psychologe sieht oft auf den ersten Blick an dem Schriftbild, ob eine Person labil ist und leicht in Kontaktschwierigkeiten mit ihrer Umwelt gerät. Er kann auch feststellen, wie es mit der Vitalität, Durchsetzungsfähigkeit und dem Ehrgeiz steht. Es kann aufgrund der Analyse eine Prognose abgegeben werden, die erhellt, welche beruflichen Erfolgschancen jemand besitzt.

Das Tiefeninterview ist eine psychoanalytische Gesprächstechnik. Dabei sollen Erlebnisse aus dem eigenen Leben erzählt werden, freudige und unangenehme Ereignisse aus dem Beruf, der Schule und dem Privatleben. Der Psychologe nimmt dieses Gespräch meist auf Tonband auf und wertet die Äußerungen hinterher nach tiefenpsychologischen Aspekten aus.

Es kommt beispielsweise häufig vor, daß jemand sehr begabt ist, aber ständig von Eltern, Lehrern und Chefs kleingehalten wurde. Er traut sich deshalb schließlich nichts mehr zu und resigniert. Das wird im Tiefeninterview aufgedeckt. Das Gespräch steuert der Psychologe so, daß die Motive der Berufswahl klar werden und sich Ängste herauskristallisieren. Nach der Auswertung kann eine neue Lebens- und Berufsorientierung besprochen werden.

Individuelle psychologische Beratung

Wenn Sie Ihr Begabungsprofil nur schwer interpretieren können, weil es zum Beispiel keine klaren Profilspitzen zeigt, können Sie Ihre Diagnosekarte aus dem Buch ausschneiden und zur Interpretation direkt an den Autor einsenden. Durch seine Tätigkeit in der Personalbeurteilung für die Industrie hat Dipl.-Psychologe Peter Lauster einen genauen Überblick über die gegenwärtigen beruflichen Anforderungen. Senden Sie auch Ihren handschriftlichen Lebenslauf für eine graphologische Beurteilung Ihrer Schrift. Schildern Sie bitte Ihren bisherigen schulischen und privaten Werdegang und beschreiben Sie vor allem Ihre Interessen und Ihre Schwierigkeiten.

Die individuelle psychologische Beratung kann natürlich nicht kostenlos ausgearbeitet werden. Das Gutachten kostet DM 180,–. Dieser Preis erscheint Ihnen sicher hoch. Bedenken Sie jedoch bitte, daß bereits die graphologische Analyse zwei bis drei Stunden dauert.

Ihre Unterlagen senden Sie an:
Psychologische Diagnostik
Dipl.-Psych. P. Lauster
5 Köln 60, Lüderitzstraße 2

Sie erhalten umgehend eine Auftragsbestätigung und
1. die psychologische Interpretation Ihres Begabungsprofils,
2. ein graphologisches Persönlichkeitsgutachten (daraus abgeleitet: Hinweise für Ihre beruflichen Erfolgs-Chancen).

Begabungstests
Bewertung

Auf den folgenden Seiten finden Sie die Bewertungstabellen für die zehn Begabungstests. Hier erfahren Sie, wie Sie bei den einzelnen Tests abgeschnitten haben. Die Tabellen sagen Ihnen auch, wieviel Personen (in Prozent) besser oder schlechter sind als Sie.
Wenn Sie z. B. Test 1 gemacht haben, berechnen Sie zuerst Ihre Punkte im Buch. Anschließend schauen Sie in der Tabelle für Test 1 unter Ihrer Altersgruppe* nach, welche Bewertung Ihre erzielten Punkte ergeben. Kreuzen Sie Ihre Leistungsgruppe an, dann müssen Sie nicht erneut nachschlagen, wenn Sie alle zehn Bewertungen in die Diagnosekarte (Seite 147) übertragen.
Bevor Sie mit der ersten Testauswertung beginnen, sollten Sie im Buch auf Seite 20 den Abschnitt »Was bedeuten die Testergebnisse ?« durchlesen.
Wie Sie Ihre Testergebnisse in die Diagnosekarte übertragen, wird im folgenden kurz an einem Beispiel erklärt:
Wenn Sie in Test 1 sehr gut (Leistungsgruppe A) abgeschnitten haben, machen Sie bei A in der ersten Spalte (Sprachbegabung) ein Kreuz. Wenn Sie bei Test 2 normal (überdurchschnittlich) abgeschnitten haben, machen Sie in der zweiten Spalte (Verhandlungsgeschick) bei C ein Kreuz. Nach diesem Prinzip kreuzen Sie Ihre Testergebnisse an. Wenn Sie alle zehn Kreuze in der Diagnosekarte eingetragen haben, können Sie die Kreuze miteinander verbinden.

* Neben der Zugehörigkeit zu einer bestimmten Altersgruppe spielt auch das Bildungsniveau eine Rolle. Die Vergleichspersonen der Altersgruppe 14–16 Jahre sind Volksschüler und Personen mit Hauptschulabschluß. Die Vergleichspersonen der Altersgruppe 17–21 Jahre sind gemischt: Personen mit Berufsschulabschluß, Mittelschüler, Gymnasiasten und Abiturienten.
Die Vergleichspersonen der Altersgruppe 22–30 Jahre sind ebenfalls gemischt.

TEST 1

Seite 23–32

Sind Sie sprachbegabt?

14-16 Jahre Punkte	17-21 Jahre Punkte	22-30 Jahre Punkte	Bewertung der Sprachbegabung	Leistungsgruppe	Personen in Ihrer Leistungsgruppe in %
36–42	39–42	40–42	sehr gut	A	3%
31–35	33–38	37–39	gut	B	14%
25–30	27–32	32–36	überdurchschnittlich	C	33%
20–24	22–26	26–31	unterdurchschnittlich	D	33%
13–19	17–21	18–25	gering	E	14%
0–12	0–16	0–17	sehr gering	F	3%

TEST 2

Seite 33–42

Besitzen Sie Verhandlungsgeschick?

14-16 Jahre Punkte	17-21 Jahre Punkte	22-30 Jahre Punkte	Bewertung des Verhandlungsgeschicks	Leistungsgruppe	Personen in Ihrer Leistungsgruppe in %
15–16	16	16	sehr gut	A	2%
13–14	13–15	14–15	gut	B	14%
11–12	11–12	12–13	überdurchschnittlich	C	33%
9–10	9–10	10–11	unterdurchschnittlich	D	31%
6–8	7–8	8–9	gering	E	16%
0–5	0–6	0–7	sehr gering	F	4%

TEST 3

Seite 43–52

Sind Sie kontaktfähig?

14-16 Jahre Punkte	17-21 Jahre Punkte	22-30 Jahre Punkte	Bewertung der Kontaktfähigkeit	Leistungsgruppe	Personen in Ihrer Leistungsgruppe in %
über 84	über 87	über 88	sehr gut	A	3%
70–83	65–87	71–88	gut	B	13%
58–69	56–64	59–70	überdurchschnittlich	C	33%
50–57	47–55	49–58	unterdurchschnittlich	D	32%
37–49	41–46	39–48	gering	E	15%
unter 37	unter 41	unter 39	sehr gering	F	4%

TEST 4

Seite 53–62

Können Sie logisch denken?

14-16 Jahre Punkte	17-21 Jahre Punkte	22-30 Jahre Punkte	Bewertung des logischen Denkens	Leistungsgruppe	Personen in Ihrer Leistungsgruppe in %
22–24	23–24	23–24	sehr gut	A	2%
21	21–22	21–22	gut	B	15%
17–20	18–20	19–20	überdurchschnittlich	C	33%
14–16	14–17	15–18	unterdurchschnittlich	D	35%
5–13	10–13	11–14	gering	E	12%
0–4	0–9	0–10	sehr gering	F	3%

TEST 5

Seite 63–76

Sind Sie kreativ?

14-16 Jahre Punkte	17-21 Jahre Punkte	22-30 Jahre Punkte	Bewertung der Kreativität	Leistungsgruppe	Personen in Ihrer Leistungsgruppe in %
über 195	über 210	über 250	sehr gut	A	4%
155–194	161–209	201–250	gut	B	13%
95–154	96–160	140–200	überdurchschnittlich	C	32%
56–94	71–95	106–139	unterdurchschnittlich	D	31%
45–55	51–70	70–105	gering	E	16%
unter 45	unter 51	unter 70	sehr gering	F	4%

TEST 6

Seite 77–84

Können Sie sich gut konzentrieren?

14-16 Jahre Punkte	17-21 Jahre Punkte	22-30 Jahre Punkte	Bewertung des Konzentrationsvermögens	Leistungsgruppe	Personen in Ihrer Leistungsgruppe in %
unter 52	unter 50	unter 48	sehr gut	A	3%
52–64	50–56	48–53	gut	B	15%
65–80	57–72	54–65	überdurchschnittlich	C	30%
81–110	73–90	66–87	unterdurchschnittlich	D	31%
111–124	91–115	88–108	gering	E	14%
über 124	über 115	über 108	sehr gering	F	7%

TEST 7

Seite 85–92

Besitzen Sie technisches Verständnis?

14-16 Jahre Punkte	17-21 Jahre Punkte	22-30 Jahre Punkte	Bewertung des technischen Verständnisses	Leistungsgruppe	Personen in Ihrer Leistungsgruppe in %
21–23	22–23	22–23	sehr gut	A	2%
19–20	19–21	20–21	gut	B	15%
15–18	15–18	17–19	überdurchschnittlich	C	31%
10–14	10–14	13–16	unterdurchschnittlich	D	34%
6–9	6–9	9–12	gering	E	16%
0–5	0–5	0–8	sehr gering	F	2%

TEST 8

Seite 93–108

Wie gut können Sie rechnen?

14-16 Jahre Punkte	17-21 Jahre Punkte	22-30 Jahre Punkte	Bewertung der Rechenfähigkeit	Leistungsgruppe	Personen in Ihrer Leistungsgruppe in %
44–45	45	45	sehr gut	A	4%
41–43	43–44	43–44	gut	B	15%
37–40	40–42	41–42	überdurchschnittlich	C	29%
22–36	29–39	34–40	unterdurchschnittlich	D	33%
12–21	16–28	21–33	gering	E	15%
0–11	0–15	0–20	sehr gering	F	4%

TEST 9

Seite 109–118

Besitzen Sie praktische Intelligenz?

14-16 Jahre Punkte	17-21 Jahre Punkte	22-30 Jahre Punkte	Bewertung der praktischen Intelligenz	Leistungsgruppe	Personen in Ihrer Leistungsgruppe in %
22	22	22	sehr gut	A	47%*
20–21	21	21	gut	B	7%
18–19	19–20	20	überdurchschnittlich	C	11%
14–17	17–18	18–19	unterdurchschnittlich	D	20%
10–13	11–16	13–17	gering	E	12%
0–9	0–10	0–12	sehr gering	F	3%

* Die Prozentwerte zeigen: Test 9 ist zu leicht (bei der Interpretation beachten).

TEST 10

Seite 119–129

Haben Sie Geschmack?

14-16 Jahre Punkte	17-21 Jahre Punkte	22-30 Jahre Punkte	Bewertung des Geschmacks	Leistungsgruppe	Personen in Ihrer Leistungsgruppe in %
24	23–24	22–24	sehr gut	A	3%
22–23	19–22	19–21	gut	B	12%
19–21	17–18	16–18	überdurchschnittlich	C	33%
16–18	15–16	13–15	unterdurchschnittlich	D	33%
14–15	13–14	10–12	gering	E	16%
unter 14	unter 13	unter 10	sehr gering	F	3%

Zeichnen Sie Ihr eigenes Begabungsprofil

Seite 130

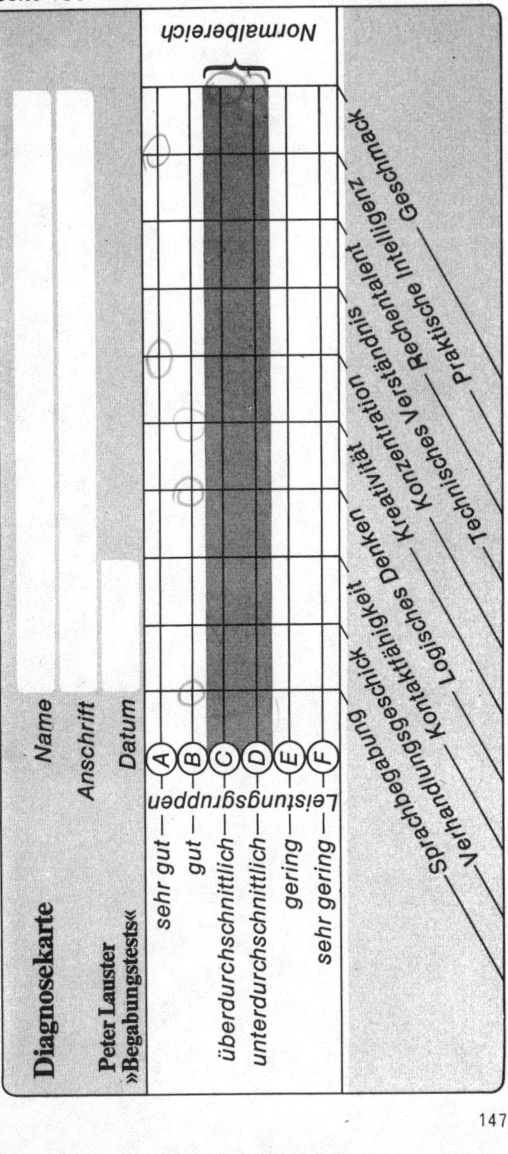

Peter Lauster

Begabungstests
Wo liegen Ihre Fähigkeiten und Talente? Mit Diagnosekarte (6844)

Berufstest
Die wichtigste Entscheidung im Leben richtig treffen (6961)

Lassen Sie der Seele Flügel wachsen
Wege aus der Lebensangst (7361)

Die Liebe
Psychologie eines Phänomens (7677)

Lebenskunst
Wege zur inneren Freiheit (7860)

Wege zur Gelassenheit
Souveränität durch innere Unabhängigkeit und Kraft (7961)

sachbuch rororo

C 2128/2

Lernprogramme

Maren Engelbrecht-Greve
Streßverhalten ändern lernen
Programm zum Abbau psychosomatischer Krankheitsrisiken (7193)

Wayne W. Dyer
Der wunde Punkt
Die Kunst, nicht unglücklich zu sein. Zwölf Schritte zur Überwindung der seelischen Problemzonen (7384)

Thomas Gordon
Managerkonferenz
Effektives Führungstraining (7671)

G. Hennenhofer/K. D. Heil
Angst überwinden
Selbstbefreiung durch Verhaltenstraining (6939)

Rainer E. Kirsten/Joachim Müller-Schwarz
Gruppentraining
Ein Übungsbuch mit 59 Psycho-Spielen, Trainingsaufgaben und Tests (6943)

Walter F. Kugemann
Lerntechniken für Erwachsene
(7123)

Rupert Lay
Meditationstechniken für Manager
Methoden zur Persönlichkeitsentfaltung (7242)

Eine Auswahl

Ernst Ott
Optimales Lesen (6783)
Optimales Denken (6836)
Das Konzentrationsprogramm
Konzentrationsschwäche überwinden – Denkvermögen steigern (7099)
Intelligenz macht Schule
Denk-Beispiele zur Intelligenzförderung für 8- bis 14jährige (7155)

Deutsches Museum

Kulturgeschichte der Naturwissenschaften und der Technik

Eine Auswahl

Jochim Varchim/Joachim Radkau
Kraft, Energie und Arbeit
Energie und Gesellschaft (7701)

Heinz Haberkorn
Anfänge der Fotografie
Entstehungsbedingungen eines neuen Mediums (7703)

Karl Heinz Mommertz
Bohren, Drehen und Fräsen
Geschichte der Werkzeugmaschinen (7704)

Gernot Krankenhagen/Horst Laube
Werkstoffprüfung
Von Explosionen, Brüchen und Prüfungen (7710)

Bert Heinrich
Brücken
Vom Balken zum Bogen (7711)

Rudolf Lindner/Bertram Wohak/Holger Zeltwanger
Planen, Entscheiden, Herrschen
Vom Rechnen zur elektronischen Datenverarbeitung (7715)

Uwe Mämpel
Keramik
Von der Handform zum Industrieguß (7717)

Dieter Osteroth
Soda, Teer und Schwefelsäure
Der Weg zur Großchemie (7720)

ro ro ro

C 2185/1

Deutsche Literatur

Herausgegeben von Horst Albert Glaser

Eine Sozialgeschichte
Von den Anfängen bis zur Gegenwart

1 **Anfänge –** Höfische Dichtung
(in Vorbereitung)
2 **Spätmittelalter –**
Reformation, Humanismus (in Vorbereitung)

3 **Zwischen Gegenreformation und Frühaufklärung:**
Späthumanismus, Barock 1572-1740
(6252)

4 **Zwischen Absolutismus und Aufklärung:**
Rationalismus – Empfindsamkeit –
Sturm und Drang 1740-1786 (6253)

5 **Zwischen Revolution und Restauration:**
Klassik – Romantik 1786-1815 (6254)

6 **Vormärz:**
Biedermeier – Junges Deutschland –
Demokraten 1815-1848 (6255)

7 **Vom Nachmärz zur Gründerzeit:**
Realismus 1848-1880 (6256)

8 **Jahrhundertwende:**
Vom Naturalismus zum Expressionismus
Expressionismus 1880-1918 (6257)

9 **Weimarer Republik – Drittes Reich:**
Avantgardismus, Parteilichkeit,
Exil 1918-1945 (6258)

10 **Gegenwart** (in Vorbereitung)

handbuch rororo

C 2180/3

Naturwissenschaft und Technik

Peter W. Atkins
Schöpfung ohne Schöpfer
Was war vor dem Urknall? (8391)

Hoimar v. Ditfurth
Zusammenhänge
Gedanken zu einem naturwissenschaftlichen Weltbild (7053)

Albert Einstein/Leopold Infeld
Die Evolution der Physik (8342)

Klaus-Henning Georgi
Kreislauf der Gesteine
Eine Einführung in die Geologie. Mit 265 Abbildungen (7758)

James C. McCullagh
Pedalkraft (7343)

Joachim Radkau
Aufstieg und Krise der deutschen Atomwirtschaft 1945-1975
Verdrängte Alternativen in der Kerntechnik und der Ursprung der nuklearen Kontroverse (7756)

Bertrand Russell
Das ABC der Relativitätstheorie
Neu herausgegeben v. Felix Pirani (6787)

James D. Watson
Die Doppel-Helix
Einführung von Prof. Dr. Heinz Haber (6803)

sachbuch rororo

C 2130/3